Récits de vie. Santé et maladie

Cette collection regroupe des récits de vie et témoignages divers concernant la santé, la maladie et aussi la guérison.

Dernières parutions

Jean Gauthier, *Fais-moi partir. Euthanasie ou mort naturelle, comment choisir ?*, 2024.
Guillaume Robic, *Un AVC et devoir tout recommencer. Le temps de l'autre*, 2024.
Annick Clement, *Une vie presque rêvée, Au cœur de la médecine de l'enfant*, 2024.
Nolwenn Chauvière, *Sur-Vivante. Loin des chimères*, 2024.
Martine Colignon, *Du délire au songe en art-thérapie. Le chemin de Pierre, d'aspérités en avancées*, 2024.
Jean-Sébastien Morvan, *Itinéraire d'un enfant accidenté, Traces, trames, trajectoire*, 2024.
Catherine Bargibant, *Le travail, c'est la santé ? Dans la peau d'une soignante en burn-out*, 2024.
Annie Bléas, *Anamnésie*, 2024.
Alban Plantin, *Lumbago. Le kiné qui ne savait pas soigner son propre mal de dos*, 2023.
Denis Langlet, *Vu de ma fenêtre. Témoignage d'un malade de Parkinson*, 2023.
Benoît Quinquis, *Voyage en Normalaisie. Le pays des gens « normaux » vu par un Asperger* suivi de *Dix signes infaillibles pour ne pas reconnaître un « Aspie »*, 2023.
Benjamin Glémot, *Sortir du silence. Témoignage d'un jeune sourd-implanté*, 2023.
Élizabeth Bougeois, *Paroles de soignantes en période de COVID-19. Les effets loupe de la crise sanitaire sur des pratiques et des ressentis*, 2023.
Maryse Stiernon, *Et maintenant, on fait comment ?*, 2023.
Micheline Thomas-Desplebin, Éléonore Sabarots, *Léo, lumineuse à jamais*, 2023.
Vincent Passerat-Palmbach, *Le petit patient*, 2023.
Marie-Christine Doux, *Fleur profane. Mes amours mystiques*, 2022.
Katouchka Van Ditzhuyzen, *La face cachée de l'inceste. De l'emprise à la femme libre*, 2022.

L'opéra lupique

Chronique d'une maladie sans fin

5-7, rue de l'École-Polytechnique, 75005 Paris

http://www.editions-harmattan.fr

ISBN : 978-2-336-50478-0
EAN : 9782336504780

Gladys Thélise Mbemba Loumpangou

L'opéra lupique

Chronique d'une maladie sans fin

Préface de Jean-François Delfraissy
Postface de Olivier Lambotte

L'Harmattan

Du même auteur

Étude de l'intégrase du virus XMRV. Caractérisation des déterminants impliqués dans l'activité pH dépendante des intégrases du VIH-1, du XMRV et de RSV, Éditions universitaires européennes, Paris, Berlin, 2014, 218 pages.

Illustrations : Thierry Foulon

Illustration de couverture : Thierry Foulon

Avertissement aux lecteurs

Après trente-sept ans de cohabitation avec une maladie récemment populaire par son nom, mais méconnue par ses effets et son impact, j'ai écrit ce livre dans l'intention de rendre plus largement visible la notion de chronicité à travers mon vécu.

Tout ce que j'exprime ici est le fruit de mes expériences, de mes interrogations et de mes réflexions. Je ne suis ni médecin ni donneuse de leçons, juste une patiente qui a construit son chemin de vie avec une maladie dont elle ne guérira jamais.

En effet, après tant d'années à essayer de me battre contre ma maladie chronique, après avoir connu des victoires et des défaites, j'ai compris qu'il était néanmoins possible d'avancer, d'être heureuse et de trouver son état d'équilibre, quel que soit l'impact de mes maux.

Ce livre est donc une invitation à découvrir une autre temporalité, que je vis au quotidien.

Avant-propos

Vivre avec un lupus, c'est vivre avec une maladie chronique qui reste bien mystérieuse.

Chemin faisant...

Pour moi, le lupus c'est comme un « Goa'uld[1] » : sans moi, il n'existe plus et sans lui qui serais-je ? Voici toute la problématique de mon histoire. Je vis en fonction de ma pathologie. Par conséquent, j'ai dû m'adapter et me construire pour pouvoir vivre « comme tout le monde ». Mais qu'est-ce que cela signifie ? C'est la question que m'a posée un jour un psy quand je lui ai fait cette révélation. Et, c'est cette même question qui m'incite aujourd'hui à vous parler du lupus et de chronicité. En effet, après 37 ans de vie commune avec ma maladie, j'ai rencontré un certain nombre de spécialistes pour aller mieux, appris à le connaître et à vivre avec ma chronicité. Je l'ai également « profilé » pour

---

[1] Goa'uld * : un Goa'uld est le nom d'une race fictive d'extraterrestres parasites, présents dans la série télévisée de science-fiction *Stargate SG-1*. Ce sont des parasites en forme de serpent qui prennent de force le contrôle des centres nerveux humains, l'humain devient ainsi un hôte. Pour comprendre le lien qu'il peut y avoir entre le Lupus et le malade, je trouve assez intéressante cette métaphore du parasite. En effet, le Lupus est une maladie qui prend le contrôle de notre système de défense qu'il retourne contre nous. On devient notre propre ennemi. Une fois qu'il nous a choisis, on ne peut plus se débarrasser de ce passager clandestin, mais on peut le mettre en veille.

apprendre son mode opératoire et mieux anticiper ses aléas. Comprendre la maladie, apprendre à la connaître, et à me connaître, a favorisé mon épanouissement en me permettant d'aller mieux, en améliorant ma qualité de vie, en retrouvant en quelque sorte la sensation de la re-contrôler.

Dans ce contexte, l'accompagnement des soignants est indispensable. Il m'aide à maintenir un état d'équilibre en posant un diagnostic sur mes symptômes et mon mal-être, grâce à une communication efficace qui tient autant compte des modèles biomédicaux, que de mon vécu et de mon expérience de patiente. Car dans la chronicité, « être malade ne signifie pas forcément avoir l'air malade ».

À travers cette chronique, j'aimerais partager avec vous les différentes expériences que j'ai eues en tant qu'enfant et adulte atteinte d'une pathologie chronique, mes remises en question et mes petites victoires. En effet, au fil du temps, j'ai appris à mieux vivre ma maladie, à optimiser ma prise en charge, mais aussi à redevenir l'actrice de ma vie. Parce que l'on ne guérit pas des pathologies auto-immunes comme le lupus. En revanche, on peut changer l'impact qu'il a sur notre vie et vivre plus sereinement avec.

Ensemble, avec les autres…

L'opéra lupique… Ce titre évocateur suffit à lui tout seul pour comprendre le sens de cette autobiographie raisonnée. Depuis le jour où cette maladie m'a envahie, j'ai l'impression d'être l'actrice principale d'une pièce de théâtre au sein de laquelle je suis constamment en interaction avec des personnages clefs, et dont les actions sont rythmées par cette symphonie lupique. Tous les actes qui la scandent mettent en scène les différents temps qui ont jalonné ma vie, de jadis à aujourd'hui.

L'opéra lupique offre le reflet, plus ou moins coloré, d'une expérience humaine dont l'enjeu est, et reste, la nécessaire capacité de trouver à chaque fois des ressources, pour surmonter les crises inhérentes au lupus. Aujourd'hui comme hier, je n'étais pas seule dans ce combat. Tout au long de ce vécu singulier partagé entre l'hôpital et la maison, j'ai toujours été accompagnée, soutenue et aidée par les MÉMORABLES.

Chacun d'eux, à sa façon, m'a aidé à surmonter ma maladie. Ce sont des médecins, des professionnels de santé, qui m'ont à chaque fois apporté de l'attention, de la sollicitude, dans le travail de soin. Ce sont aussi des amis d'infortune, avec qui je partageais la même condition au sein de l'hôpital. Je pense au service de pédiatrie de l'hôpital du Kremlin-Bicêtre, dirigé à l'époque par le Pr Dommergues. Ce sont aussi des amis, avec qui nos chemins se sont croisés. Et ce sont aussi et surtout mes parents, mes grands-parents, ma famille, qui sont autant de lucioles, de réverbères, qui continuent à éclairer mon chemin. Je leur sais gré de ce qu'ils sont, et, en même temps, de ce qu'ils furent pour moi.

À mes parents, grands-parents †

À mon frère Abel, et ma sœur Nelly,

À mes nièces : Aliyah, Amélia, Ambre et ma belle-sœur Asmaa

À mes oncles Théo † et Noël † Justin, Guy

Au RP Claude Pairault †.

Je témoigne ma profonde gratitude aux médecins qui m'ont pris en charge sur ce long chemin : les Professeurs Jean-Paul Dommergues † Jean François Delfraissy, Olivier Lambotte, Jacques Cadranel, ainsi qu'à mes médecins traitants, les Docteurs Fellous et Douieb.

Merci à vous...

Je souhaite avant tout remercier et témoigner toute ma reconnaissance, mon amour à mes parents, à mon frère Abel et à ma sœur Nelly. Merci pour votre soutien quotidien et votre résilience : la maladie chronique est une maladie à vie, tout comme son accompagnement. Mon Lupus m'a laissé que très peu de répit.... Mais grâce à votre amour, votre soutien et à vos conseils, j'ai eu et j'ai une vie « normale », une vie dans laquelle j'ai pu me réaliser malgré les aléas de cette maladie. Merci d'être là, d'être ma force. Merci également de m'avoir fait confiance pour ce projet de livre, qui aujourd'hui se concrétise. Je sais que vous replonger dans certains moments de ma vie de malade, n'a pas été facile. Faire face au quotidien à l'incertitude de ma santé, à des épisodes d'espérance et de découragement, n'a pas été de tout repos. Merci pour votre sollicitude.

Alyiah, Amélia et Ambre, vous m'avez souvent vu fatiguée, endormie, alors que je n'avais rien fait. Ce livre vous permettra de comprendre pourquoi Tata Gladys est la plupart du temps fatiguée ; prend des médicaments, alors qu'elle n'a pas l'air malade.

Merci à Maître Bemba pour sa confiance et ses conseils.

Merci à Abba pour tes conseils, ton soutien et la relecture de mon manuscrit.

Merci à Emilie, Julie, Babette, Aïssata pour la relecture de cet écrit et vos conseils.

Merci à Blandine pour ton soutien inconditionnel.

Merci à Mathilde, Lucie, Christelle, Rahima, Houcine, Samuel et Berivan. Merci d'avoir été présents dans un moment très difficile de mon parcours médical.

Merci aux Professeurs de l'Université des Patients et aux étudiants de ma promotion pour leur soutien, conseils et messages de réconfort, qui m'ont permis de prendre de la hauteur face aux incertitudes de la chronicité.

Merci aussi à tous les professionnels de santé qui m'accompagnent sur mon chemin...

Médecins,

Infirmier(ères)s,

Aide-soignant(e)s,

Psychologues,

Secrétaires médicaux,

Agents hospitaliers,

Brancardiers,

Nutritionnistes,

Préparateurs APA,

Orthophonistes

Kiné...

Et en particulier :

Aux Professeurs Jean-Paul Dommergues⁺, Jean-François Delfraissy, Olivier Lambotte et Jacques Cadranel, pour leur accompagnement. Merci pour votre écoute, d'avoir toujours su trouver les mots pour me rassurer, de m'avoir activement impliquée dans le déroulement de mes soins. Cette alliance, basées sur l'écoute et la confiance, m'a permis d'être ce que je suis aujourd'hui.

Aux infirmières, infirmiers et aides-soignants (es), pour leur bienveillance et grâce à qui, mes séjours à l'hôpital ont toujours été supportables malgré les douleurs. Merci pour votre dévouement et humanité. Un « big up » aux soignants du service de médecine interne de l'Hôpital du Kremlin-Bicêtre - Bâtiment Françoise Barré-Sinoussi ; particulièrement aux anciens de l'aile Quesnay et au service de réa-chir.

Merci à Madame Hardy-léger, neuropsychologue, qui m'a permis d'explorer mon moi intérieur et de trouver un équilibre avec mon alter-ego.

Un « big up » à Patricia et Pilar, merci pour votre bienveillance. Quand on pense hôpital, on se focalise souvent sur les soignants et le personnel paramédical. On oublie parfois les secrétaires médicales, qui en plus de leurs tâches administratives, assurent le lien entre le patient et le médecin.

Préface

Jean-François Delfraissy

[Président du Comité Consultatif National d'Éthique (CCNE), pour les sciences de la vie et de la santé depuis 2017. Professeur de médecine spécialisé dans l'immunologie, il est un spécialiste renommé du VIH et des virus émergents. Il a dirigé l'Agence Nationale de Recherche sur le Sida et les Hépatites Virales (ANRS) de 2005 à 2016 et l'Institut de microbiologie et maladies infectieuses de l'Inserm de 2009 à 2016. De mars 2020 à juillet 2022, il a présidé le Conseil Scientifique pendant la crise du Covid-19]

Dans une époque où la médecine et les techniques ne cessent de progresser, il est des pathologies qui défient la logique et les attentes de la science. Le lupus, maladie auto-immune au cours de laquelle le système immunitaire censé nous protéger se retourne contre son hôte, le contraignant à une lutte incessante, en est une démonstration crue et brutale. Les patients atteints de ce « compagnon de route », selon les mots de Gladys Mbemba, apprennent à vivre dans une tension constante entre leur organisme et leur système immunitaire, là où les frontières entre « l'ennemi » et le soi s'effacent.

Le lupus représente une lutte quotidienne pour les patients, dont la qualité de vie est très impactée – fatigue, douleurs chroniques, troubles psychologiques, multiples incapacités – et bouleverse la conception de la médecine du point de vue des soignants. D'abord, parce qu'il s'agit d'une pathologie complexe, évoluant par poussées, aux symptômes divers, dont les réponses aux traitements varient en fonction d'un patient à l'autre malgré les progrès thérapeutiques récents. Ensuite, parce que l'on se confronte à l'intolérable lorsque l'on fait du soin son métier : l'incurabilité ; les limites de la connaissance et du pouvoir de la médecine.

Dans les chroniques de son parcours, Gladys Mbemba rend visible l'invisible, en exposant un monde qui peut être difficile à appréhender du fait de sa nature même : celui de la chronicité. D'ailleurs, le titre de son livre, « L'opéra lupique. Chronique d'une maladie sans fin », a été soigneusement choisi. Elle souligne précisément ce concept de temporalité dans la chronicité. La maladie chronique crée une rupture dans la vie de l'individu. Elle impacte aussi bien l'instant présent que le long terme, et introduit le patient dans une nouvelle temporalité où le choix des possibles est souvent restreint par ses contraintes.

Elle souligne aussi une période cruciale, qui correspond pour les jeunes patients à la transition du service pédiatrique vers les soins destinés aux adultes. Elle insiste sur l'importance d'un soutien et de l'accompagnement durant cette phase de transition. Celle-ci peut provoquer une interruption des soins, car elle entraîne une transformation tant dans la façon dont ils doivent être gérés que dans leur lien avec le système de soin. Gladys Mbemba a grandi et vieilli avec une maladie chronique. Ce qui l'a amené à réfléchir sur la transition à l'âge adulte, c'est-à-dire le moment où l'on change de médecin suite au départ de ce dernier. Que ce soit pour les jeunes majeurs ou les adultes, ces passages peuvent affecter leur parcours de soin.

Aujourd'hui, vivre et gérer une maladie chronique ou la co-occurence de plusieurs pathologies chroniques, devient une réalité de santé de plus en plus répandue. La médecine doit apprendre à faire avec ces maladies, souvent déstabilisantes pour les soignants car elles demandent de grandes capacités d'adaptation, des ajustements, de nouveaux repères... et qui brisent l'illusion de la toute-puissance médicale. La relation entre soignant et personne soignée dévoile de nouvelles facettes face à de telles pathologies. Au-delà du soin, il s'agit d'accompagner la personne dans une longue traversée, souvent difficile, marquée par l'incertitude. Apprendre à coexister avec sa condition, réajuster ses activités selon son état du moment, développer certains réflexes pour prévenir les crises... Ce combat contre soi-même auquel le lupus confronte son hôte nécessite plus que jamais une médecine d'écoute et de proximité, un respect constant de l'individualité de chaque patient et une reconnaissance de son rôle actif dans son parcours de soins.

Cette question de l'humanité en médecine, je la défends avec force et constance. La pratique médicale doit s'inscrire dans un espace où la sensibilité et la particularité du patient doit être intégrée à chaque étape du soin. Cela signifie de ne pas réduire le patient à un simple ensemble de symptômes, mais le considérer dans sa totalité, dans ses aspirations, ses peurs, ses envies et ses besoins.

Les innovations thérapeutiques apportent aujourd'hui une lueur d'espoir dans un champ médical qui reste encore largement dominé par l'incertitude. Dans le cas du lupus, les biothérapies et les thérapies cellulaires (C.A.R.T. cells) ouvrent des perspectives encourageantes. Elles permettent de mieux contrôler certaines manifestations de la maladie et d'améliorer la qualité de vie des patients. Chaque avancée dans ce domaine est un pas vers une meilleure prise en charge, une chance supplémentaire pour les patients d'envisager un avenir moins incertain.

Le modèle de patient-expert hérité de la lutte des personnes atteintes par le VIH qui se sont mobilisées pour l'accès aux traitements dans les années 1980, trouve aujourd'hui un écho particulier pour les patients atteints de maladies auto-immunes comme le lupus. Ces patients, au fil du temps, deviennent les porteurs d'un savoir précieux, celui de leur propre expérience, et doivent être reconnus comme des interlocuteurs incontournables dans le cadre de la recherche et des politiques publiques. La démocratie en santé telle qu'elle se construit aujourd'hui ne doit jamais cesser de porter au plus haut cette voix des patients, trop longtemps ignorée, et lui accorder la reconnaissance qu'elle mérite.

Enfin, l'intégration du numérique dans le parcours de soins représente une nouvelle révolution. Ces outils, qui permettent un suivi plus précis et une prise en charge personnalisée, ouvrent des possibilités inédites mais présentent le risque de déshumaniser la relation de soins s'ils sont considérés comme des substituts plutôt que comme des compléments. Le numérique en santé doit être une opportunité pour faciliter l'accès à des informations fiables, aider à une meilleure gestion des maladies chroniques, mais il doit par-dessus tout servir à rendre les soins plus accessibles, plus équitables et justes, tout en respectant l'individualité de chaque patient.

Ce livre est un témoignage précieux qui ouvre des fenêtres sur la particularité et la complexité des maladies auto-immunes, sur les défis quotidiens auxquels sont confrontés les patients, et sur la manière dont les soignants peuvent, au-delà des traitements, accompagner les personnes sur le chemin tortueux de ce voyage contraint. Le récit de Gladys Mbemba livre un combat quotidien qui, loin de se résumer à la prise de traitements, fait appel à une mobilisation constante de son corps, de son esprit d'une vivacité exceptionnelle, des ressources insondables et une volonté admirable.

Merci à Gladys pour ce qu'elle est et ce qu'elle m'a appris.

Pr. Jean-François Delfraissy, Président du CCNE.

ACTE I

Quand il montre son visage,
il masque le mien

PARTIE I
Premier contact

Ma vie a changé le jour où cette maladie au nom énigmatique a décidé d'envahir mon corps. Elle est arrivée sans prévenir, alors que je me préparais à passer le meilleur été de ma vie. Je devais partir en colonie de vacances à la mer. C'était la deuxième fois que j'en faisais une, et j'étais tout excitée rien qu'en y pensant. Il faut dire que la colonie précédente avait été une véritable aventure humaine. J'avais rencontré des jeunes de tous horizons. On avait fait les quatre cents coups ensemble, chanté des chansons « made in colo », fait toutes sortes d'activités inédites et pleuré à l'unisson lors de nos adieux. Que demander de plus, quand on a dix ans !

Cependant, cette année-là, le destin en avait décidé autrement. Je n'étais pas partie en colonie, j'avais en revanche été colonisée par une maladie appelée lupus. Il ne m'a jamais demandé mon avis, si je voulais l'accueillir ou pas. Il s'est juste invité et a élu domicile en moi. C'est ainsi qu'il est devenu mon colocataire. Discret la plupart du temps, il devient presque invisible, mais lorsqu'il décide de s'exprimer, il me fait vivre un véritable calvaire. Ce fut le cas en juillet 1987.

Le lupus avait fait une entrée fracassante dans ma vie. J'avais certes été attaquée par une maladie rare et en plus, j'étais une rareté, car elle touche très peu les enfants. Ce n'était que le début de mon aventure...

L'invasion lupique

Mon histoire lupique a commencé par une hospitalisation pour une fièvre traînante et une adénopathie (gonflement des ganglions). Les premiers symptômes de la maladie sont apparus vers le 10 juillet 1987. J'ai commencé par avoir une fièvre qui persistait à 39 °C. Elle a été traitée avec des antibiotiques par mon médecin de famille. Il m'avait diagnostiqué une angine avec la présence de ganglions au niveau du cou. Huit jours plus tard, le 18 juillet 1987, j'ai commencé à avoir des douleurs articulaires au niveau des genoux, accompagnées d'une grande fatigue, et de vomissements. Mes ganglions continuaient à prendre du volume. Deux jours plus tard, j'avais une éruption cutanée au niveau de mon visage et du thorax. J'étais toujours fiévreuse, et mon état général se détériorait de plus en plus. Avec mes parents, nous avons revu le médecin qui m'a prescrit d'autres médicaments. Malgré cela, les symptômes persistaient et augmentaient en intensité. Mes douleurs articulaires étaient si intenses, qu'elles m'empêchaient de marcher. J'avais également perdu beaucoup de poids. Le 22 juillet 1987, soit douze jours après l'apparition des premiers symptômes, ma mère m'amena aux urgences de l'hôpital Bicêtre.

Après avoir subi plusieurs prises de sang, et avoir répondu à une multitude de questions afin de déterminer la cause de mon état, j'ai été hospitalisée dans le service de médecine pour adolescents pendant environ une semaine, le service de pédiatrie étant fermé. Mon état, lui, continuait à se détériorer... Je me souviens d'horribles douleurs articulaires même en étant immobile, de saignements au niveau des gencives dus à une gingivite, si bien que je ne pouvais plus me brosser les dents. Plus la maladie se déclarait, plus les gestes primaires du quotidien devenaient difficiles à effectuer. Pendant ce temps, les médecins ont mené de multiples investigations pour trouver l'origine de mes symptômes et douleurs. Ils ont recherché la présence de virus, bactéries, parasites. Mais ces examens n'ont pas permis d'identifier le mal qui me rongeait. Toutes mes sérologies virales et bactériennes se sont révélées négatives, et mon état général continuait à s'aggraver. Au niveau respiratoire, j'étais de plus en plus gênée et affaiblie.

Toute cette partie de mon hospitalisation est un peu floue, et je n'ai pas réellement de souvenirs, ce sont plutôt des flash-back. Il faut dire que j'étais plus dans un état de demi-conscience que consciente. La maladie continuait son invasion et avait décidé de s'attaquer également à mes reins, puis à mon cœur. J'étais en insuffisance rénale et cardiaque (mon cœur avait anormalement augmenté de taille). Mes poumons non plus n'ont pas été épargnés : le lupus continuait à s'étendre, et devenait systémique. La biologie montrait une diminution de mes cellules sanguines (globules rouges, globules blancs et plaquettes sanguines) associée à ce que l'on appelle un syndrome inflammatoire qui évoquait un syndrome d'activation macrophagique[2] (SAM).

Devant la négativité de ces investigations et l'aggravation de mon état clinique, ce bilan a été complété par la réalisation d'autres examens. J'ai donc eu en option un lavage broncho-

---

[2] Le SAM est lié à une activation excessive et inappropriée des cellules macrophagiques de la moelle osseuse et du système lymphoïde. Ce qui provoque la destruction et l'élimination des cellules hématopoïétiques. Ce sont les cellules qui sont à l'origine de toutes les lignées de cellules sanguines du corps, c'est-à-dire les globules rouges, plaquettes, globules blancs. Le SAM est peu fréquent et généralement associé aux infections virales, bactériennes et parasitaires, à certains cancers et maladies auto-immunes.
https://www.edimark.fr/Front/frontpost/getfiles/13305.pdf

alvéolaire, une biopsie ganglionnaire et un bilan d'auto-immunité, à partir des prises de sang prélevées au début du séjour. Ce bilan s'est avéré positif à différents types d'anticorps antinucléaires (AAN), dont les anti-ADN natifs[3] qui sont spécifiques du lupus. L'ensemble de ces résultats était en faveur d'un lupus érythémateux aigu disséminé : le fameux LEAD. De nos jours, on ne parle plus trop de LEAD, mais de lupus systémique. C'est son nouveau « blaze ».

Les diverses investigations menées par les « blouses blanches » avaient enfin abouti. J'avais un lupus, je venais de faire ma première poussée lupique avec des atteintes multiviscérales. Le lupus qui m'avait choisi était le LUPUS ÉRYTHÉMATEUX AIGU DISSÉMINÉ. C'est ce que mon dossier médical raconte. Finalement, vu l'état dans lequel j'étais, je n'avais toujours pas conscience de ce que j'avais. Je me sentais juste mal, j'avais mal partout, mon corps n'était que douleur. J'avais l'impression d'être au bout de ma vie... et je ne voyais pas la fin.

Un ticket d'entrée pour la Réa

Le 31 juillet 1987, j'ai gagné un ticket d'entrée pour la réanimation. Maman m'a dit plus tard que mon état nécessitait une surveillance particulière. C'est la raison pour laquelle je me suis retrouvée dans ce service. Au niveau médical, une fois que le diagnostic du lupus a été posé, j'ai été traitée par corticothérapie par voie intraveineuse. J'ai également eu droit à une antibiothérapie pour éliminer les foyers infectieux, et un

[3] Les anti-ADN natifs sont d'excellents marqueurs pour le diagnostic du Lupus, mais ils ne sont pas systématiquement présents et fluctuent en fonction de l'activité de la maladie. Il est ainsi possible d'avoir un Lupus sans anticorps anti-ADN natif. Ces cellules pouvant être absentes lors d'une phase calme du Lupus.

traitement tonicardiaque pour traiter l'insuffisance cardiaque. Mon état a commencé à s'améliorer.

Ce que j'ai retenu de mon séjour en réanimation est très particulier. C'est comme si mon cerveau avait été déconnecté du reste de mon hospitalisation. À part quelques moments douloureux, être en réanimation, c'est comme si j'avais glissé dans un monde parallèle façon *Sliders*[4]. Dans cette zone de haute surveillance, les sons étaient différents, les minutes étaient rythmées par les BIP et STUFF des appareils. C'était très lumineux, j'avais l'impression qu'il n'y avait jamais de nuit. Il y avait régulièrement des hommes et des femmes *voûtés*, dont on ne distinguait que les yeux derrière leurs masques. Ils se déplaçaient dans la pièce, en se penchant parfois au-dessus de moi pour m'observer. De temps en temps, ils me parlaient, me demandaient si tout allait bien, etc. J'ai compris plus tard qu'ils se penchaient au-dessus de moi pour contrôler mes constantes sur les différents appareils auxquels j'étais branchée ; cela leur donnait un aspect voûté. Je ne me souviens pas trop de ces appareils, mais seulement de leurs bips réguliers et d'être branchée à une multitude de tuyaux. Mon état avait nécessité la pose d'une voie centrale, d'une sonde urinaire et d'une sonde naso-gastrique. Celle-ci, je m'en souviens bien, car on me l'a changée vers la fin de mon séjour et j'étais bien consciente.

En réanimation, je cohabitais avec un ou deux bébés. Il n'y avait rien pour passer le temps, pas de télévision, à l'exception des visites limitées à la famille proche, donc mes parents. Heureusement pour moi, j'ai eu le droit de mettre un peu de musique, afin de créer une petite ambiance dans ces lieux. Ma mère m'avait alors amené un petit magnéto rouge, avec lequel je mettais la radio ou ma cassette « spéciale réa ». La musique a rendu plus vivant ce lieu complètement aseptisé. J'avais

---

[4] *Sliders*: série télévisée qui suit un groupe de voyageurs « glissant » dans des mondes parallèles à l'aide d'un vortex.

même droit aux petits sifflements des Hommes voûtés. Quand j'y repense aujourd'hui, ma vision un peu déformée de la réanimation m'a permis indirectement de dédramatiser mon état. En effet, l'image des Hommes voûtés est le souvenir le plus marquant qui me reste de ce petit interlude. C'est un souvenir plutôt drôle, qui reste inscrit dans mes pensées.

En revanche, je ne me souviens pas du reste. Cette amnésie passagère est bien connue dans les services de réanimation : c'est le « trou réa ». Il correspond à des souvenirs fragmentés qu'a le patient. Il faut dire qu'en réanimation, tout semble surréaliste. Bien que je sois consciente de cette période et d'y avoir fait un séjour, de nombreuses zones d'ombre demeurent, excepté quelques souvenirs de ma réalité déformée qui me sont restés. Avec du recul, je me dis que mon jeune âge a effectivement un peu déformé la réalité. En même temps, c'est ce qui m'a peut-être protégé mentalement avec l'accompagnement de mes parents. Quel que soit mon état, je n'ai jamais lu de peur, de tristesse ou de l'abandon dans leur regard. Ils ont toujours eu un regard plein d'assurance. Ils n'ont pas baissé les bras ni ne sont résignés face à ma maladie. En réalité, un séjour en réanimation n'a rien d'anodin. Jusqu'à très récemment, je n'avais pas réellement saisi la gravité de mon état ni de cette maladie. Vivre avec un lupus, c'était presque normal... J'ai grandi et appris à vivre avec.

De la Réa à la pédiatrie

Le 6 août 1987, après avoir passé une semaine dans cette unité de soins intensifs, j'ai été transférée en pédiatrie, pour poursuivre mon traitement qui d'ailleurs faisait son effet. J'allais de mieux en mieux, même si je ne savais toujours pas de quoi je souffrais, que ce soit le nom de ma pathologie ou ses conséquences sur ma vie. Cela, je l'ai appris un peu plus tard, et de façon détournée.

Quelques jours après ma sortie de réanimation, les médecins ont décidé de m'enlever mes deux sondes : la sonde urinaire et la naso-gastrique, et m'ont toutefois laissé la voie centrale. Ce qui m'a le plus gêné parmi tous ces branchements, c'est la sonde naso-gastrique. Ressentir toujours la présence de ce corps étranger dans ma gorge était désagréable. Ainsi, quand on m'a annoncé que je pouvais de nouveau remanger, mes papilles gustatives étaient en fête. Elles s'activaient toutes seules, rien qu'à la pensée de mon futur plat. Mon premier repas était une soupe. Bon, j'avoue que j'étais déçue par le menu proposé. Mon désappointement a été de courte durée, puisque je pouvais manger normalement, et apprécier le goût de ma maigre pitance. Le moment tant attendu arriva : la soupe était devant moi, légèrement fumante. Comme toujours, la meilleure des gardes-malades, ma mère, était là. Et elle allait m'aider à manger ma petite soupe, premier plat consistant depuis des jours. Elle me donne une première cuillère, la soupe est bonne, mais manque terriblement de sel. Je lui dis *« Maman, je peux avoir du sel ? »*. Elle part trouver l'aide-soignante pour lui demander du sel. Et là, la première sanction du lupus tombe : étant sous corticothérapie, j'avais été mise sous régime sans sel strict, et ce n'était pas tout : le sucre et le gras avaient également été supprimés de mon alimentation. Imaginez ma tête, plus de sel, plus de sucre... Fini les chips, la charcuterie et les gâteaux, voilà ce que j'ai pensé à ce moment-là. Et pourtant, ce n'était que le début de mon aventure gustative. Car un régime sans sel strict va bien au-delà, surtout en 1987. Je reviendrai plus tard sur ma gestion de ce régime alimentaire. Revenons à cette soupe, quoiqu'un peu fade, je l'ai avalée, il n'y avait rien d'autre. Et je n'avais pas encore le droit de manger de la nourriture plus consistante. C'est mon premier souvenir de mon passage en pédiatrie.

Au début de mon séjour, j'étais loin d'être autonome. Je ne pouvais pas encore me lever, j'étais faible. Je venais de passer environ deux semaines, alitée et très malade. Cependant, depuis que le mal qui me rongeait avait été identifié, et que j'avais été mise sous traitement, tout rentrait en ordre progressivement... Le lupus disparaissait au fur et à mesure que le traitement agissait. Les médecins avaient noté une amélioration de mon insuffisance rénale et cardiaque à ma sortie de réanimation, ainsi que la disparition de la plupart de mes symptômes et atteintes. Il n'y avait plus de signes d'insuffisance cardiaque. Le bilan biologique rénal était normalisé : plus de difficultés respiratoires, et mon masque lupique disparaissait petit à petit.

Mais le lupus est une maladie sournoise, même s'il disparaît, il est toujours là. Le mien me laisse une marque après chacun de ses passages, pour me rappeler qu'il est bien là. De cette première poussée, j'ai gardé de l'hypertension. Trente-sept ans après ma première poussée lupique, ma tension est contrôlée par la prise quotidienne de trois médicaments antihypertenseurs, soit l'équivalent de dix comprimés à prendre par jour. J'ai également hérité de quelques zones de dépigmentation au niveau du visage, et quelques séquelles sur la peau qui viennent de cette première période d'investigation médicale. Ce sont les cicatrices des biopsies de peau et de ganglions qui ont été faites lors de la première partie de mon séjour. À chaque fois que je les vois, elles me rappellent ce premier diagnostic, et par conséquent mon combat quotidien contre cette maladie. D'ailleurs, quand j'étais adolescente et que ma petite sœur me demandait ce que c'étaient ces cicatrices, je lui disais que j'avais fait la guerre du Vietnam, et que c'était là un des souvenirs. J'ai probablement utilisé cette métaphore, parce que j'étais fan de *Rambo*, des séries télévisées telles que *Les Têtes brûlées*, *L'Enfer du devoir*, etc.

En plus, vivre avec une maladie chronique revient à mener une bataille permanente contre la maladie, pour se maintenir en vie. Indirectement, c'est sans doute ce que je ressentais. Bref, revenons à cette hospitalisation. À la fin de la deuxième semaine, j'étais autonome, je pouvais me déplacer (faire ma toilette, aller aux toilettes toute seule). C'est à cette période-là que j'ai rencontré d'autres enfants malades, qui m'ont fait prendre conscience de la chance que j'avais. En effet, bien que le lupus puisse être invalidant quand on est en poussée, une fois qu'il est stabilisé, on peut d'une certaine façon revivre comme « tout le monde ». Dans ce service de pédiatrie, nous formions une *petite communauté*, nous les enfants malades. On avait tendance à se regrouper, par exemple le midi pour le repas dans le réfectoire, pour celles et ceux qui étaient autonomes et qui pouvaient marcher. Puis on rendait visite aux autres : celles et ceux qui n'étaient pas mobiles. Nous vivions en collectivité et étions solidaires. Je me souviens d'Inès, paralysée des membres supérieurs et inférieurs. Nous allions quotidiennement lui rendre visite dans sa chambre pour discuter avec elle, regarder la télé ensemble. Je pense également au petit Karl que j'ai rencontré lors de ma seconde hospitalisation. Karl avait été envoyé en France pour être soigné. Je ne savais pas ce qu'il avait, mais tous les soirs, il était relié à une machine. Malgré sa maladie et l'absence de ses parents, il gardait sa bonne humeur.

Ces moments de *communion* que nous avions m'ont permis de garder de bons souvenirs de ces hospitalisations, malgré la gravité de mon état. Par exemple, un des rituels que nous avions instaurés lors de ma seconde hospitalisation était de nous réunir tous ensemble dans ma chambre, pour regarder le film de 20 h 30. Longtemps, j'ai cru que c'était l'une des rares télévisions du service qui était à peu près fonctionnelle. À l'époque, les écrans plats n'existaient pas, on était encore sur le mode cathodique. Souvent, une télé sur deux ne fonctionnait pas très bien. Il fallait bidouiller un peu la machine pour avoir une belle image. Avec quelques années de recul, je pense que nous avions tout simplement besoin de nous retrouver, d'avoir un semblant de *vie normale* : c'était notre séance cinéma. Ces enfants, dont les pathologies étaient probablement plus invalidantes que la mienne, m'ont toujours accompagnée dans mon propre combat contre le lupus. Des personnes comme Inès et Karl respiraient la joie de vivre et étaient toujours souriantes. Ils ne se plaignaient jamais : c'étaient des véritables forces de la nature.

Ainsi, aussi vache que puisse être cette pathologie, le diagnostic de mon lupus s'est fait très rapidement. J'ai été prise en charge et traitée à temps. Dans mon malheur, j'avais été chanceuse. Je n'ai pas été en errance de diagnostic comme certains peuvent l'être. Le mien a été fait lors de mon hospitalisation. En revanche, vivre cette poussée inaugurale a été très éprouvant, aussi bien physiquement que mentalement. Avant le diagnostic, j'étais dans une incertitude perpétuelle. J'ignorais ce que j'avais, et mon corps n'était que douleur. Le temps semblait ne plus avancer, mais je devais tenir le coup, me battre contre une maladie qui m'était jusque-là inconnue. En dehors des phases de poussées, bien qu'elle soit parfois contraignante, elle m'a laissée vivre ma vie sous certaines conditions. Je peux me déplacer sans difficulté, être totalement autonome... En contrepartie, j'ai dû suivre pendant des années un régime alimentaire strict sans sel. À l'époque, cela restait exceptionnel de manger différemment des autres. Aujourd'hui, c'est entré dans les mœurs, avec toutes les allergies alimentaires qui se sont développées ces dernières décennies. Cependant, c'est ce qui m'a le plus pesé durant mon enfance et adolescence : le fait de ne pas pouvoir manger comme tout le monde. Je devais tout le temps me justifier sur cette différence. Et de surcroît, la plupart du temps, personne ne la comprenait. Un régime sans sel pour eux signifiait être à la diète, alors que non. J'ai également des tas de médicaments à prendre quotidiennement, certains ayant des effets secondaires. Je peux avoir des douleurs articulaires ou autres, être très fatiguée. Néanmoins, ce qui ressort de tout cela, c'est que je peux vivre normalement, travailler, avoir une vie sociale, intime, voyager, etc., tout en suivant une certaine hygiène de vie.

C'est ce que mes rencontres, mes échanges avec les autres enfants malades m'ont permis de comprendre. Tant que l'on respire, que l'on marche, que l'on peut être autonome, que l'on peut ressentir la douleur, le bonheur, apprécier les bons moments, c'est que l'on vit. Profitons alors de ces moments où la maladie est en veille. C'est ce que j'ai fait : ces contraintes ne m'ont pas empêchée de faire des colonies. J'ai été plusieurs fois en Angleterre, dans des familles d'accueil, passer des vacances avec des ami(e)s. Je travaille, je me projette, bref je vis.

Durant le reste de mon hospitalisation, les médecins ont observé mon évolution. J'ai rencontré des diététiciennes, pour apprendre à gérer mon régime sans sel. Elles m'ont donné un bon nombre de recommandations. En plus du régime sans sel, j'avais également un régime hypocalorique à suivre. Je suis sortie de l'hôpital le 25 août 1987. Maintenant que le lupus était stabilisé grâce à mon traitement, aussi lourd qu'il soit, je devais me préparer à affronter une autre épreuve : la rentrée en classe de sixième.

PARTIE II
Le lupus, une maladie énigmatique

Quand on a une maladie au nom bizarre, le premier réflexe que l'on a aujourd'hui est de taper le nom de sa maladie sur un moteur de recherche, pour trouver des réponses à ses questions. Cela, même si la plupart du temps, le spécialiste nous a dressé le profil de notre maladie. J'ai donc mené mes propres investigations pour en savoir plus. Cela a été digne d'un voyage dans le *temps*. Cette mystérieuse maladie, encore inconnue du grand public avant la période « Dr House », a quelques siècles à son actif. Mais tout comme son fonctionnement, sa découverte et sa définition ont été évolutives. Cette maladie, aussi complexe qu'énigmatique, est décidément pleine de surprise.

Une maladie chronique peu connue et pourtant

Chargé d'histoire, le lupus est aussi méconnu que populaire. Longtemps inconnu du grand public, il a été popularisé en 2004 par le « Dr Gregory House », le héros d'une série médicale américaine. Dans cette série, il était présenté comme une maladie « fourre-tout », pour laquelle le diagnostic était toujours difficile à faire au vu de ses multiples atteintes. En conséquence, tous les malades qui présentaient des symptômes qui défiaient la logique étaient systématiquement suspectés d'en avoir un. C'est de cette manière que le lupus s'est retrouvé dans le langage commun, tout comme le cancer ou le diabète. Puis, certaines célébrités, comme Selena Gomez ou Seal, ont décidé de rendre publique leur atteinte. Malgré cela, cette maladie reste encore assez mystérieuse. Aujourd'hui, on en a tous plus ou moins entendu parler. Cependant, que sait-on réellement sur le lupus ?

Avant l'ère du « Dr House », je n'avais pas l'impression que ce mot et cette maladie existaient en dehors des murs de l'hôpital. Effectivement, je n'en ai pas entendu parler dans les médias. J'ai d'ailleurs souvent cherché à savoir et à comprendre ce qu'était un lupus. Mais à l'époque, Internet n'était pas encore disponible dans les foyers. Les seuls supports d'information que l'on avait à portée des mains étaient les dix volumes de l'*Encyclopedia universalis*. Ce sont d'excellents ouvrages qui sont néanmoins beaucoup moins fournis que la « Toile ». Mes médecins m'avaient bien évidemment informée sur ce que j'avais. Une maladie auto-immune chronique non contagieuse, relativement rare, de laquelle je ne guérirais jamais, et pourtant qui se soigne.

C'était un alignement de mots qui annonçait la fin de quelque chose que je n'ai compris que bien des années plus tard, et que je devais encaisser sur le moment.

Ce mot *chronique* signifiait la fin de ma vie d'avant. Plus rien ne serait pareil, car je vivais dorénavant avec une maladie incurable, imprévisible, qui évolue par poussée. Je pourrais parfois être très souvent malade, comme ne pas l'être pendant une certaine période. J'entrais dans un monde plein d'incertitudes, et toutes ces informations me laissaient sur ma faim. C'était un peu trop minimaliste. Je voulais en savoir plus sur mon *colocataire*, sur cette maladie *bizarre* dont on parle beaucoup ces dernières années, et sur laquelle, finalement, il est dit peu de choses. Le lupus, qu'était-il ? D'où venait-il ? Quelle était son histoire ? Je voulais tout comprendre, savoir ce qui m'attendait exactement, savoir comment il fonctionnait. Après tout, lui et moi nous devions désormais cohabiter le temps d'une vie ; d'où la nécessité de bien le connaître pour mieux le combattre, ou à défaut mieux vivre ensemble. Le temps passant et la technologie avançant, je multipliais mes sources d'information. J'avançais ainsi pas à pas dans la connaissance de cette maladie d'un autre temps, pour laquelle les premières descriptions remontent à plus de deux millénaires.

La première chose que j'ai apprise, c'est l'origine du nom. Le mot *lupus* signifie loup en latin, en référence aux lésions particulières qu'il cause au niveau du visage. La représentation de ce terme a d'une certaine façon évolué au cours du temps. Elle a tout d'abord été utilisée au Moyen Âge pour désigner une large catégorie de maladies de la peau, dont les lésions au visage faisaient penser à des morsures de loup. Puis, au XIXe siècle, l'appellation « masque de loup » a été utilisée pour désigner la forme caractéristique de son éruption au visage[5]. Elle recouvre principalement le nez et le haut des

[5] Wikipédia.

joues. Ce qui fait penser au loup, ce petit masque que l'on porte lors des carnavals. De nos jours, on l'appelle aussi éruption malaire ou en ailes de papillon. Cette dernière est utilisée dans les représentations symboliques du lupus.

Cette maladie est en même temps ancienne et récente. Elle a été définie de plusieurs manières au cours du temps, tout comme les symptômes qui lui sont attribués. Le premier cas documenté de lupus remonte à l'Antiquité. Le terme de « lupus » est apparu bien plus tard dans la littérature médicale avec la maladie de l'évêque de Liège, Eraclius, qui fut miraculeusement guéri de son lupus à la suite d'un pèlerinage sur la tombe de saint Martin à Tours. C'était en 916 après J.-C[6]. Ce n'est que vers la fin du XIX e siècle que sont apparues les premières descriptions détaillées par les dermatologues de ces atteintes cutanées du visage, caractéristiques de la maladie, et que le concept de lupus a vu le jour[7]. Les progrès de la science en immunologie et les connaissances acquises sur cette maladie au cours du XXe siècle ont permis de découvrir que le lupus était une maladie auto-immune. Cette découverte a contribué à la mise en place de thérapies de plus en plus efficaces, qui permettent de mieux le contrôler. Aujourd'hui, avec un lupus, on peut vivre « normalement » et avoir la même espérance de vie que n'importe qui. Cela, en prenant régulièrement ses médicaments, en ayant une surveillance médicale régulière tout en étant à l'écoute de son corps. C'est une grande avancée, car jusqu'au milieu du XXe siècle, cette maladie était encore mortelle.

---

[6] Association française du Lupus (AFL +) — Histoire du Lupus [Internet] Disponible sur : https://www.Lupusplus.com/articles.php?lng=fr&pg=32

[7] Smith C. D. The History of Lupus Erythematosus: from Hippocrates to Osler. *Rheum Dis North Am 1988 ; 14:*1-14.

Le lupus, l'ennemi du « soi »

Depuis le diagnostic de mon lupus, je me bats contre ses tentatives d'invasion pour reprendre le contrôle de mon corps. Le lupus appartient au club des maladies auto-immunes. Ce qui revient à se battre contre soi, contre son système immunitaire qui est pourtant le gardien de l'intégrité de notre corps. À l'origine, le système immunitaire a pour mission de nous défendre contre les attaques microbiennes ; que ce soient des bactéries, des virus ou des parasites. Cependant, dans le cas du lupus, il est déréglé et se met à attaquer l'organisme qu'il est censé protéger, par le biais d'anticorps[8] qu'il dirige contre des tissus et des organes sains : ce sont les auto-anticorps[9]. Ils vont ainsi donner au lupus le moyen de se diffuser dans tout le corps, en provoquant des réactions dites inflammatoires[10] sur différentes parties du corps. Cette « autodestruction » de l'organisme peut concerner tous les tissus (peau, articulations, reins, poumons, cœur, etc.). L'origine de ce dysfonctionnement n'est pas connue. Néanmoins, plusieurs facteurs « déclencheurs » ont été identifiés comme l'hérédité et certains facteurs environnementaux. Les facteurs de risque de la maladie sont : l'exposition au soleil, les infections virales, le stress, un traumatisme physique ou psychique, la prise de certains médicaments, les perturbations hormonales (en cas de

---

[8] Les anticorps sont des molécules synthétisées par l'organisme et capables de reconnaître spécifiquement, neutraliser et détruire des substances étrangères à l'organisme.

[9] Les auto-anticorps sont des anticorps qui s'attaquent aux propres cellules de l'organisme d'un individu. Ils sont essentiellement retrouvés dans les pathologies auto-immunes.

[10] Réactions inflammatoires : mécanisme de défense de première ligne de notre organisme face à une agression externe ou interne. Son but est de reconnaître, détruire et éliminer toutes les substances qui lui sont étrangères.

grossesse ou de contraception, par exemple). Néanmoins, il reste encore de nombreux autres facteurs inconnus.

Un seul nom pour des versions très différentes

Au fil de mes différentes recherches, j'ai également découvert que j'avais des « cousins ». Mon lupus n'était pas le seul qui existait. Cependant, quelles que soient ses versions, il est finalement propre à chacun. Il faut dire que cette maladie a un tel panel de symptômes qu'elle permet de mettre en place une infinité de combinaisons dont les intensités et l'expression peuvent être variables d'une personne à l'autre. Chaque lupique devient un cas unique. Face au lupus, il n'existe aucune notion d'égalité.

Rien ne ressemble moins à un lupus qu'un autre lupus.

Il peut être spontané, ou induit par la prise d'un médicament. Quand il est spontané, on parle généralement du lupus systémique. En réalité, il en existe deux versions. Celle qui touche uniquement la peau, identifiée sous le nom de lupus discoïde, et celle qui peut toucher plusieurs organes, c'est le lupus systémique[11]. C'est aussi la forme la plus sévère du lupus, et c'est celle qui présente la plus grande variété de symptômes. Les plus communs étant des maux de tête, de la fièvre, des articulations gonflées et/ou douloureuses, des éruptions cutanées, notamment le masque de loup sur le visage, des atteintes rénales... Il peut se manifester au départ par n'importe lequel de ces signes, et évoluer en affectant d'autres organes comme le cœur, les poumons, le système nerveux : d'où la qualification de systémique.

Le lupus systémique est un véritable caméléon. Par ses atteintes multiples et variées, il peut ressembler à beaucoup d'autres maladies à son stade initial. Certains symptômes sont

[11] https://www.rhumatismes.net/index.php?id_q=782

très évocateurs de la maladie, comme les lésions cutanées du visage. D'autres le sont moins, mais sont également les symptômes d'autres maladies. Ils peuvent être différents d'un patient à l'autre, et ne pas tous être présents simultanément. Ils peuvent arriver brutalement sous forme de « package », ou s'installer progressivement pendant des mois ou des années chez son futur hôte. Ces différents modes opératoires du lupus aboutissent à des présentations très variables de la maladie. C'est pourquoi diagnostiquer un lupus peut être difficile et long à faire, sachant qu'au final chaque lupique crée sa propre version de la maladie. D'ailleurs, il ne se diagnostique pas à l'aide d'un test comme c'est le cas pour certaines maladies infectieuses comme la Covid-19, le Sida (Syndrome d'immunodéficience acquise) ou le paludisme. Il se définit par un ensemble de critères cliniques propres à chaque patient, ainsi que sur des critères biologiques. C'est donc une association de plusieurs signes, qui témoignent à la fois d'une atteinte de différents organes et d'un état auto-immun caractéristique de la maladie, qui amène au diagnostic du lupus systémique[12][13].

---

[12] https://www.santeromande.ch/Structure/C17.300.480.html.

[13] Protocole national de diagnostic et de soins (PNDS). Lupus systémique. Janvier 2017 mis à jour en février 2020.

ACTE II

Vivre avec un lupus

Le lupus est une maladie invisible et sournoise, qui se cache au fond de son hôte en attendant la moindre défaillance de celui-ci pour en prendre le contrôle et s'exprimer. Vivre avec, c'est mener une bataille perpétuelle contre la maladie et contre soi-même, pour qu'elle ne nous envahisse pas.

Un CDI pour la vie

Avoir un lupus, c'est comme voyager en « terre inconnue ». Pour une même destination, de nombreux chemins sont possibles et propres à chacun. Aucun jour ne se ressemble. Aujourd'hui, je peux être en super forme et faire plein de choses comme faire des courses, travailler, aller au restaurant, boire un verre avec des ami(e)s, sortir en boîte, etc. Et demain, je n'arrive plus à descendre de mon lit à cause d'une fatigue épuisante dont le moindre mouvement demande un effort considérable, ou je suis paralysée par des douleurs. Le matin, je peux me lever en étant malade, et en fin de journée être en forme comme si de rien n'était. Il n'y a pas de règle.

Vivre avec un lupus c'est vivre dans l'incertitude. C'est partager sa vie avec une maladie que personne ne connaît vraiment, imprévisible et parfois invalidante. C'est une maladie évolutive. Elle avance par à-coups, en alternant des phases de poussées et de rémissions. Durant la phase de poussée, la maladie est active et les symptômes apparaissent. C'est à ce moment-là qu'il va montrer son visage et devenir visible. Dans le cas du lupus systémique, c'est là que différents systèmes du corps peuvent être touchés comme la peau, les reins, les poumons, les articulations... Durant la phase de rémission, la maladie est contrôlée, les symptômes s'amoindrissent, voire disparaissent. Le lupique[14] se porte relativement bien, même si certaines anomalies biologiques peuvent persister. Le lupus semble être en sommeil. Pour ma part, être en rémission, c'est ne plus ressentir les douleurs physiques du lupus, ne plus lui donner l'occasion d'être visible à travers ses érythèmes et bloquer ses attaques internes. Par conséquent, être en rémission, c'est avoir son lupus qui se met en mode veille. La maladie n'est plus apparente, mais tel un prédateur, le lupus reste à l'affût, et attend la moindre faiblesse de son hôte pour ressurgir.

Le corps médical m'a donné le moyen de vivre avec un lupus. Les traitements que je prends sont là pour réduire l'activité de mon système immunitaire, et traiter les symptômes de ma maladie, afin qu'elle se mette en veille le plus longtemps possible. Ce traitement peut être aussi varié que les différentes formes de cette maladie. En général, des traitements immunosuppresseurs sont mis en place pour limiter ou empêcher l'action du système immunitaire, notamment celle des auto-anticorps. Il y a deux types de traitements : le traitement d'attaque et le traitement d'entretien. Le traitement d'attaque permet de calmer les symptômes et d'arrêter la poussée du lupus pour éviter les complications liées aux atteintes d'organes. Le traitement d'entretien s'adapte à chaque crise. Car au fil du temps, d'une crise à l'autre, le lupus peut s'attaquer à de nouvelles cibles.

[14] Lupique : personne atteinte d'un Lupus.

Chaque poussée est différente. C'est un peu comme si à chaque fois, on développait une nouvelle maladie.

Le traitement va donc dépendre des organes touchés et de la sévérité de la poussée. Une fois la poussée terminée, ce traitement est progressivement réduit pour tenter de maintenir une immunosuppression prolongée avec un traitement d'entretien faible, tolérable. L'objectif thérapeutique étant à long terme de prolonger la durée et la qualité de vie du patient. Cependant, un lupus en rémission ne signifie pas la guérison : le lupus est une maladie chronique. C'est une maladie que l'on a pour toute la vie ; il se met juste en *pause* en attendant de rejouer sa symphonie lupique. L'arrivée d'un lupus dans une vie ouvre une parenthèse qui ne se refermera jamais, d'autant qu'il est impossible d'en prévoir l'évolution. En effet, il n'y a aucun élément qui permet d'indiquer combien de temps vont durer les poussées ou les rémissions ni quand elles vont survenir. Le lupus est sournois et peut se manifester à n'importe quel moment, même après une longue période d'accalmie.

Au cours de mes trente-sept ans de lupus, j'ai eu près de vingt ans de maladie très active. Cette période a été rythmée par plusieurs poussées d'une intensité différente ; certaines nécessitant des hospitalisations, d'autres juste le réajustement de mon traitement. Entre 1987 et 1996, j'ai fait plusieurs poussées de type articulaire, accompagnées d'une pelade lupique importante. Puis le lupus s'est remis en veille. Les premières années de l'an 2000 ont été assez rudes. En 2003, j'ai rejoint le club des asthmatiques. Après des années à tousser sans pouvoir m'arrêter, et à faire des bronchites à répétition, mon asthme a été identifié. Le plus comique dans cette situation, c'est que cette maladie est la plus perceptible au premier regard, et c'est elle qui a été diagnostiquée le plus tardivement. Pendant des années, j'ai eu des quintes de toux assez tonitruantes qui ne s'arrêtaient pas. Il m'était parfois difficile de reprendre mon souffle. J'avais également pour habitude de faire des bronchites à répétition. Malgré ces signes, je ne m'étais jamais demandé si j'étais asthmatique. Du coup, je ne mentionnais pas ces épisodes à mes médecins, car pour moi c'était de la routine. Je m'étais habituée à ces quintes de toux et bronchites, même si elles m'épuisaient. La première fois que le mot asthme a été mis sur mes toux, c'est par une collègue de travail qui trouvait cette toux assez étrange. Elle m'a conseillé de voir un pneumologue. C'est ce que j'ai fait et elle ne s'était pas trompée. Ce que j'ai appris de cet épisode, c'est que tout signe qui a un impact sur l'état général d'une personne doit être pris en compte. Malheureusement pour moi, ce n'était que le début de mes campagnes de bataille.

La même année, mon lupus a récidivé en revenant avec une poussée lupique essentiellement articulaire, accompagnée d'une péricardite. En 2004, il a contre-attaqué avec des atteintes articulaires, cutanées, rénales. Et en bonus, j'ai fait des épisodes d'embolie pulmonaire, liés au syndrome des anti-phospholipides. À partir de 2010, après avoir reçu différents traitements d'immunosuppresseurs, mon lupus a été progressivement maintenu sous contrôle. Après 32 ans de vie commune avec lui, mon médecin m'a annoncé en 2019 qu'il s'était éteint. Aujourd'hui, il ne présente plus de signes d'activité. Il semble avoir disparu comme il est arrivé. Il m'a fallu plus de 30 ans, pour entendre mon médecin me dire que mon lupus n'était plus actif. J'ai attendu ce moment durant des années. Car pour moi, un lupus inactif signifie ne plus être malade, pouvoir faire des projets sur du très long terme, et pourquoi pas envisager une grossesse avec moins de risques. Pourtant, cette annonce n'a pas réellement changé mon quotidien. J'ai toujours des médicaments à prendre, dont le but est essentiellement de contrôler les pathologies secondaires induites par le lupus. Le plus étrange, c'est que maintenant ça me fait bizarre d'avoir si peu de médicaments, même si je m'en réjouis. Je n'avais pas l'habitude de prendre si peu de pilules. J'ai également toujours des bilans à faire pour le suivi du lupus.

En résumé, je fais exactement la même chose qu'avant avec moins de médicaments. Les consultations sont plus espacées dans le temps. Je suis passée d'une consultation qui avait lieu environ tous les deux mois à une consultation tous les quatre mois. Aujourd'hui, j'aurais tendance à dire que je ne subis plus le lupus, mais plutôt les dommages collatéraux de 37 ans de lourds traitements, composés principalement de corticothérapie à forte dose. Finalement, ma routine reste la même. D'une certaine manière, heureusement que j'ai toujours vécu ma vie comme je le voulais, en fonction de mon état à l'instant T, qu'il soit en rémission ou non. Je n'ai pas attendu de guérir pour sortir, aller boire un verre avec des ami(e)s, planifier des projets à court terme (études, voyages, vacances). J'ai juste attendu d'avoir la forme et d'être ouverte aux autres. Profiter de ces bons moments a fait partie intégrante de mon épanouissement et m'a montré que je pouvais m'intégrer dans un collectif, dans des projets, malgré ma maladie. Je vivais d'une certaine façon comme tout le monde.

Cohabiter avec la maladie et lutter contre n'a pas été sans conséquences. À chaque grande poussée que j'ai pu faire, j'ai eu droit à un petit bonus avant que le lupus ne soit sous contrôle. Ainsi, depuis 1987, je fais de l'hypertension. En 2001, je suis devenue asthmatique. Depuis 2004, je suis sous anticoagulant et en 2005, j'ai fait une pneumopathie médicamenteuse régulée par la prise d'une dose minimum de Cortancyl, et cela, pour une durée indéterminée.

Ce contexte particulier influe forcément sur la vie quotidienne, car je dois constamment réorganiser ma vie en fonction du lupus. J'ai dû adapter certaines de mes activités à l'état du moment, et adopter certains réflexes de vie pour ne pas LE RÉVEILLER.

Lupus... Tu dors,

Ton malade, ton malade va trop vite.

Lupus... Tu dors,

Ton malade, ton malade y va fort.

Ton malade, ton malade va trop vite,

Ton malade, ton malade y va fort.

Lupus... Tu dors,

Il va falloir qu'on collabore.

Gérer l'imprévisible

Vivre avec un lupus, c'est une histoire d'anticipation. C'est comme avoir une « épée de Damoclès » au-dessus de la tête, qu'il faut constamment maintenir en équilibre, grâce à la prise de différents médicaments et en s'adaptant à ses nouvelles limites. Qu'il soit en rémission ou en poussée, il affecte nos vies. Son évolution reste imprévisible, et ses manifestations peuvent être graves ou bénignes. Pour le lupique, gérer cette incertitude est difficile. C'est pourquoi la première chose à faire est de se connaître et de connaître le lupus ou plutôt SON lupus, en apprenant de lui les premiers signes qu'il émet quand il veut montrer son visage. En effet, il est plus facile d'arrêter une invasion à ses débuts. Adopter certains réflexes de vie, adapter ses activités à ses capacités et avoir une bonne hygiène de vie peut aider à éviter les poussées ou du moins les temporiser, et préserver ses chances de rester en rémission. J'ai ainsi appris au fur et à mesure à connaître mon colocataire par ses différentes manifestations, ses différentes poussées, qu'elles soient classiques ou flash, et par mes hospitalisations. J'ai appris à écouter mon corps et à mieux connaître ses réactions face au lupus. Jour après jour depuis mon diagnostic, je lutte contre lui pour qu'il reste en veille. Lutter contre lui :

– C'est prendre quotidiennement un nombre assez important de médicaments, qui comprennent le traitement de fond pour le lupus et le traitement pour soigner les dégâts collatéraux de cette pathologie.

– C'est lutter contre la fatigue latente. On a beau se reposer, ne pas faire trop d'effort, on se sent toujours fatigué.

– C'est s'adapter à ses contraintes :

– En portant systématiquement un chapeau et en mettant de l'écran total sur la peau dès qu'il y a du soleil.

– En tentant d'avoir le moral au beau fixe, et en évitant toutes sources de stress.

– En évitant de se couper, de se blesser, d'attraper un rhume ou une grippe en hiver ou d'autres infections. Dans mon cas, pendant plus de vingt-cinq ans, la vaccination m'était contre-indiquée.

C'est également savoir anticiper sur la vie quotidienne. Par exemple, quand je pars en voyage, j'ai systématiquement deux valises : celle des vacances et celle de mon colocataire, Mr Lupus. Sa valise est vitale, elle est la garante de ma bonne santé. Elle contient mes médicaments, mes dernières ordonnances et le dernier compte rendu médical. Elle ne me quitte pas et m'est plus précieuse, que le précieux de Golum[15].

Pour ce qui est de la contraception, le lupus est une maladie à prédominance féminine. Les modifications hormonales peuvent favoriser les poussées. C'est pourquoi on ne peut pas

---

[15] Golum est un personnage fictif de l'univers de J. R. R. Tolkien et qui apparaît dans ses romans *Le Hobbit* et *Le Seigneur des anneaux*.

prendre n'importe quelle pilule au risque de le réactiver. Faire un enfant, c'est possible sous certaines conditions : à définir avec son médecin et selon l'état de santé dans lequel on se trouve.

Vivre avec une pathologie chronique, c'est apprendre à faire des choix en fonction de son état du moment. Ces précautions, ce mode de vie, m'ont permis d'avoir des phases de rémission durant lesquelles je pouvais pleinement profiter de la vie ; c'est-à-dire de me projeter, d'avoir une vie sociale et professionnelle. Le plus dur pour moi est de garder le moral. Car il passe par des hauts et des bas en fonction des situations de vie. Toutefois, rien n'est impossible si l'on est bien entouré. Dans ce genre de pathologie, le soutien de la famille est très important, ainsi que la relation thérapeutique que l'on a avec son médecin. Avoir confiance en son médecin et bien communiquer avec lui permet d'avoir un bon suivi, et surtout d'anticiper sur d'éventuelles poussées. La compréhension et le soutien des ami(e)s, voire des collègues de travail, peuvent également avoir leur importance. Cette sphère de bienveillance favorise un sentiment de sécurité qui permet de savourer le temps présent.

C'est pourquoi être bien entouré est important. Un entourage positif exerce une influence bénéfique dans la stabilisation de l'affectif. Ce qui peut parfois aider à ne pas sombrer dans la dépression, ou du moins à minimiser les changements d'humeur. Néanmoins, malgré toutes ces précautions, je dois toujours être en alerte pour contrôler les mini-tentatives d'invasion du lupus, et surtout éviter au maximum LA poussée. Toutes ces années de cohabitation avec mon lupus m'ont aidée à mieux LE connaître et à agir sur lui pour LE contenir au maximum, grâce à mon apprentissage des *gestes barrières*. Cependant, malgré cela, ma relation avec lui est toujours aussi déroutante. Toutes ces mesures ne m'ont pas forcément préparée à l'impact de cette maladie sur ma vie.

En effet, les médecins m'ont appris à gérer la maladie, mais pas forcément ses répercussions.

Cette maladie peut entraîner des changements quand elle se réveille. J'ai dû apprendre à gérer les conséquences de mes métamorphoses physiques quand elles apparaissaient ; à gérer mon état de fatigue quasi permanent, ainsi que la charge émotionnelle qui accompagne la maladie chronique comme :

– *La culpabilité et la vulnérabilité* : c'est-à-dire le pourquoi moi ? J'ai parfois l'impression d'avoir été maudite avec la sensation d'être un poids pour mon entourage, mais également de faire du sur place, car je ne guérirai jamais. Ce sentiment se présente en général lorsque je suis plus vulnérable, autrement dit quand je suis dans une vague de poussée.

– *La soumission et la solitude* : je me suis souvent demandé si je faisais mes propres choix de vie ou si mon lupus orientait mes choix. De plus, bien que je sois bien entourée, je me sens parfois seule face à mon lupus. Ce n'est effectivement pas comme avoir un simple rhume, pour lequel il est possible d'utiliser des recettes de grand-mère pour se sentir mieux. Avec mon lupus, je suis face à une maladie rare et capricieuse qui se gère au quotidien, et pour laquelle je dois apprendre à établir de nouveaux rapports, afin de répondre plus facilement aux exigences et aux épreuves de la vie. Aujourd'hui, grâce à l'Internet, on trouve plein d'informations sur la définition de la maladie, ses causes et ses origines. Néanmoins, je trouve que la dimension psychosociale est encore trop peu explorée.

– *Le regard des autres* : quel que soit son mode d'action, j'ai l'impression d'être observée, scrutée à cause de mes métamorphoses. Je me sens perpétuellement jugée sur *l'invisibilité* de ma maladie : c'est-à-dire « être malade sans en avoir l'air ». Ce qui me donne une sensation d'illégitimité. Cette maladie chronique invisible n'est pas sans conséquence sur la vie sociale, professionnelle et intime.

Apprendre par les médecins que j'avais un lupus ne m'a pas réellement marquée. Mon subconscient a sans doute « zappé » cette étape. D'ailleurs, je ne me souviens pas de l'annonce officielle de ma maladie, d'avoir entendu le médecin-chef me dire : « *Mademoiselle M., vous avez un lupus. C'est une maladie chronique, vous devrez vivre avec. On n'en guérit pas, mais on peut soigner ses différentes manifestations en suivant un traitement à vie.* »

Ce qui m'a marquée, ce sont juste ses conséquences et surtout ses contraintes : prendre des tonnes de médicaments tous les jours, suivre un régime sans sel et sans sucre, voire sans gras, être souvent fatiguée, ne pas savoir de quoi sera fait demain. J'ai vécu toute mon adolescence dans cette incertitude... que dis-je : toute ma vie. Tout cela peut paraître anodin, pourtant vivre dans la restriction et l'incertitude, ce n'est pas simple à gérer. Tous ces interdits sont chronophages, antinaturels et à la longue, même si cela devient une habitude, c'est toujours ressenti comme une contrainte. Cela peut négativement influer sur le moral.

En effet, prendre des médicaments en routine signifie qu'il faut penser à préparer ses doses pour la journée, aller chercher les médicaments chaque mois à la pharmacie avant la fin du stock, pour ne pas rester à court de médicaments. Quand on voyage, il faut anticiper ses futures prises : c'est une discipline à avoir. Depuis le temps que j'en prends, je connais mes traitements tellement par cœur que parfois, je reprends le pharmacien quand il se trompe sur les doses de médicaments. Je trouve que prendre des génériques peut être délicat quand il y a plusieurs médicaments. Les médicaments que je prends, je les connais, depuis des années en termes de boîtes et de forme. Ce qui me permet de contrôler rapidement mon traitement, quand le pharmacien me les donne. On n'est jamais à l'abri d'une erreur. Par contre, quand on me donne des génériques, tous mes repères sont modifiés, notamment lorsque la boîte change et que le nom du médicament échangé n'est pas marqué sur la boîte du générique par le pharmacien. Je dois alors être plus attentive, sur un geste que j'exécute automatiquement d'habitude. Ce qui me demande plus de temps, plus de concentration, et devient par conséquent plus contraignant. Un générique, cela peut s'entendre, mais plusieurs, c'est comme si j'avais une nouvelle ordonnance.

Et le « must », c'est lorsque chaque mois vous avez d'autres génériques pour remplacer les génériques du mois dernier. C'est à en perdre son latin. Ceci modifie surtout la prescription que j'ai sur mon traitement, d'autant plus que je connais tous les noms des médicaments qui sont prescrits sur mon ordonnance, et non ceux des génériques. Tout cela génère un nouveau stress, parce qu'il y a trop de changement et que je ne dois pas me tromper dans la prise de mes médicaments. Les génériques pour les traitements de longue durée sont pour moi une source de contraintes supplémentaires à gérer, et dont on pourrait se passer lorsqu'on prend une dizaine de comprimés par jour. C'est également le risque de se tromper. Bref, chaque mois, je suis confrontée à ma maladie, et j'ai l'impression d'être prise pour une malade juniore, à essayer d'identifier les nouvelles molécules qu'on me présente quasiment tous les mois, en remplacement de mon traitement habituel. J'ai aussi souvent droit au : « Vous êtes sûre que c'est la dose qu'il vous faut ? » Ayant des doses hors norme pour certains de mes médicaments, les pharmaciens la plupart du temps sous-estiment la quantité et je dois à chaque fois expliquer oralement ma prescription, qui est pourtant bien écrite sur mon ordonnance.

Prendre des médicaments, c'est également faire attention aux effets indésirables. Ayant été mise sous corticothérapie dès ma poussée initiale, j'ai dû manger sans sel pendant des années et parfois sans sucre et sans gras, à cause de la dose élevée de cortisone. En 2022, cela paraît anodin de manger sans sel. Ce qui n'a pas été le cas dans les années 1980-1990. À cette époque, il n'y avait pas beaucoup de boutiques de diététique qui vendaient des produits sans sel. Par exemple, trouver du pain sans sel en grande surface, c'était impossible. Pour en avoir, ma mère devait le commander à la boulangerie, et toutes les boulangeries ne le faisaient pas. Je ne compte plus le nombre de boulangeries que l'on a dû prospecter, pour en trouver une qui a accepté de me préparer un pain sans sel par semaine. Nous avions choisi le dimanche. C'était digne d'une quête du Graal. Idem pour le jambon sans sel. La charcuterie étant un de mes péchés mignons, il fallait que je trouve du jambon sans sel. À force de chercher, maman a fini par dénicher un magasin de diététique qui en vendait. C'était trois tranches de jambon d'environ dix centimètres de diamètre, vendues dans une boîte de conserve. Je n'en ai acheté qu'une fois, ce n'était pas bon du tout. Je n'ai pas insisté et je me suis résignée à abandonner la charcuterie. Pendant plus de quinze ans, mes plats étaient préparés à part, c'était du spécial sans sel. Aujourd'hui, le « sans sel » est beaucoup plus simple à vivre. On peut trouver facilement des aliments sans sel, en dehors des surgelés en supermarché, et les choix sont plus importants. C'est une bonne chose pour le moral.

Travailler peut également devenir une contrainte que je qualifierai de physique. En dehors des poussées, le lupus est compatible avec une vie quotidienne dite normale. Mais lors de poussées et en fonction de sa sévérité, il m'est arrivé de n'être plus en état de faire une activité, de ne plus me sentir capable de faire certaines choses qui étaient anodines pour moi. On se sent diminué, et cette impression dure le temps de la crise. Après, il faut reprendre le pas progressivement, à son rythme. Accepter les aléas que me fait vivre le lupus est difficile, bien que cela soit devenu une normalité de ma vie. Je sais aujourd'hui que chaque jour est unique avec lui. Malgré certaines contraintes qui lui sont dues comme une fatigue omniprésente, quelques douleurs et la gestion de la logistique médicale, je travaille à plein temps. J'ai d'ailleurs choisi un métier plus ou moins compatible avec ma santé.

Être en activité est important pour moi, car cela me montre que je suis comme tout le monde, et que je fais partie d'un collectif de professionnels. En effet, la pandémie de Covid-19 m'a mise à l'écart de mon boulot, en tant que personne dite fragile. J'étais en télétravail, avec un corps de métier plutôt *manuel* qui consiste à réaliser des expériences. Ces mois de confinement m'ont isolée de mon collectif, même si de temps en temps, mon équipe, qui elle était sur le terrain, prenait de mes nouvelles. J'ai eu l'impression de me sentir inutile, même si, par défaut, j'ai eu à faire des tâches administratives qui ne nécessitaient pas la réalisation d'expériences. Je n'ai pas signé dans la recherche pour faire des visioconférences et des rapports sur 100 % de mon temps. Ma motivation première est de faire avant tout des expériences : tester, comprendre, et résoudre, c'est ce qui me plaît dans ce métier. En outre, il y a également le côté social qui est important : rencontrer des gens, leur dire bonjour, discuter entre deux couloirs. Toutes ces petites choses ont commencé à me manquer, à peser sur mon moral, et m'ont fait douter de moi : si la pandémie perdure, que vais-je faire ? Que vais-je devenir ? Mon travail n'était plus en adéquation avec mes aspirations et ma pathologie. J'étais confinée parce que je pouvais être malade, alors que je ne l'étais pas. C'est une situation assez ironique pour une malade chronique. Finalement, en prenant des précautions, j'ai pu reprendre mes activités. Cette pandémie de Covid-19 m'a fait comprendre que je peux assumer le fait de vivre avec un lupus et faire des concessions, mais pas celui d'être réduite à une pathologie, à une comorbidité comme on l'a souvent entendu dans les médias en ce temps de crise sanitaire.

Je me souviens également de mes différentes transformations physiques causées par la maladie et son traitement, comme l'importante prise de poids induite par la corticothérapie, la perte de mes cheveux, l'apparition du masque lupique accompagné de petites taches brunes au niveau de mes paumes de main et de mes ongles. C'est ce nouveau « moi », ainsi que toutes ces nouvelles habitudes nécessaires au maintien de ma santé que je devais adopter, qui m'ont le plus marquée et qui m'inquiétaient davantage. Le lupus était pour moi une entité qui m'empêchait d'être moi, car je n'étais plus seule. Mon *solo* était devenu un *duo*. Je vivais dorénavant avec un colocataire que je devais surveiller pour qu'il ne devienne pas envahissant. Je devais toujours faire attention à ne pas réveiller Mr Lupus. J'avais le droit à des : « fais attention au soleil », « couvre-toi », « ne t'énerve pas »... Je devais « tenter » d'être le plus « zen » possible, ne pas déprimer, faire attention, être toujours dans le contrôle. Bien que j'aie été informée très jeune, je n'ai réellement compris et pris conscience de son impact sur ma vie que des années plus tard.

Le visible versus l'invisible

Comme je l'ai évoqué précédemment, le lupus est une maladie qui n'est pas forcément visible durant la phase de rémission. Cela dépend essentiellement des séquelles qu'il décide de laisser à son hôte après son passage. En plus des douleurs physiques qu'il peut provoquer, il peut altérer l'apparence physique par ses atteintes cutanées. En fonction du type du lupus et de l'intensité de l'atteinte, en rémission, elle s'atténue ou disparaît jusqu'à sa prochaine récidive. C'est pour cela que l'on ne voit pas mon lupus. Quand la maladie est en rémission, j'ai l'air d'être en bonne santé. En réalité, je lutte jour après jour pour qu'il ne réapparaisse pas et reste en mode invisible. Que ce soit en pleine poussée ou en rémission, ma maladie est toujours présente. Ce qui diffère, c'est que lors des poussées, je la ressens et je la vois. Au contraire, durant la rémission, je ne la ressens pas forcément, mais je la vois toujours et j'en subis les effets secondaires. Je vois constamment les stigmates qu'elle m'a laissés ; je dois m'adapter aux changements qu'elle génère sur moi. Je l'ai d'ailleurs longtemps considérée comme un monstre sans pitié, dont le jeu favori est de me transformer à chacun de ses réveils. À chaque poussée, je subis une métamorphose, que ce soit par la maladie ou par son traitement. Mes poussées ne sont jamais totalement identiques. Elles ont un schéma commun, et chacune d'entre elles y apporte sa propre marque. Sur le plan physique, il marque ma peau ; sa cible favorite étant mon visage et le cuir chevelu. Comme si cela ne suffisait pas, le traitement qui me soignait me rendait bouffie. Durant ces phases, je portais le masque lupique, perdais mes cheveux et changeais de morphologie. C'est ma double peine ! En plus du fardeau de la chronicité, j'ai dû apprendre à gérer mes transformations et à vivre avec une image de moi que je peine à accepter. Tout mon combat a donc été d'apprendre à accepter cette situation, à adapter mon quotidien en fonction de la réactivité du lupus. Quoi qu'il en soit, qu'il soit visible ou pas, il est omniprésent et rythme ma vie par la prise journalière de médicaments, les rendez-vous médicaux, les différents états de santé par lesquels je dois passer.

La visibilité de la maladie n'est bien entendu pas vue de la même manière par mon regard : qu'il s'agisse de celui de mon entourage, d'un regard extérieur ou avec l'œil du médecin. La visibilité dont je parle ici, ce sont les stigmates que cette maladie peut parfois laisser après ses attaques. Dans mon cas, je fais référence aux décolorations de la peau que les lésions m'ont laissées au visage dès mon premier masque lupique en 1987. Pour cette poussée inaugurale, j'ai eu le droit au total look de « Mr LUPUS ». Dans le visible, il a marqué ma peau, mes ongles et pris mes cheveux. Certes, ces lésions se sont atténuées au fur et à mesure des années, et sont surtout détectables par un œil expert ou par ces personnes que l'on appelle « les curieux », qui vont vous scruter jusqu'à vous mettre mal à l'aise. J'ai eu à faire deux fois à ces personnes indiscrètes et curieuses. Lors d'une conversation anodine, le curieux m'a interrogé sur mes sourcils, car j'ai peu de poils à cet endroit suite à mes premières poussées. Elles m'ont laissé à la place quelques cicatrices disgracieuses avec une décoloration de la peau. Le curieux voulait savoir si je m'épilais les sourcils. Que répondre à cette question qui arrive comme un cheveu dans la soupe ?

C'est une question anodine, mais elle ne l'était pas pour moi. Elle touchait une zone sensible, et je n'avais pas envie de parler de moi, de ma maladie. C'était mon histoire et mon intimité. J'ai donc dit oui, et cela a mis fin à la conversation. Toutefois, ça m'a mis mal à l'aise, et fait ressortir des images que j'avais enfouies au plus profond de mon être. J'avais tout juste envie de disparaître. Mon lupus a porté atteinte à mon image et à ma féminité. Accepter ce nouveau moi est un exercice qui m'est difficile, surtout dans une époque centrée sur l'apparence. Je sais que je suis moi tout en ne l'étant plus. C'est une sensation étrange. Malgré toutes ces années, j'ai encore du mal à gérer l'impact de ces transformations, même si avec le temps, la plupart de ces stigmates ont disparu. Ils sont toujours visibles dans ma mémoire. Chaque fois que je vois mon reflet, je les vois. Pourtant, je suis bien consciente qu'aujourd'hui, seul un œil aguerri pourrait en deviner l'existence. Même si Mr Lupus est en veille, il est toujours là.

Ma mère m'avait préparée à affronter ce nouveau départ, en me disant de marquer ma différence par le travail et de ne pas tenir compte des moqueries ; de refuser d'être une victime et de toujours garder la tête haute. Après tout, je n'avais pas choisi d'être malade. Et cela a marché, même si j'ai eu droit à des « Kojak » à toutes les sauces. J'avais droit à des réflexions du type : « tu veux une sucette » ? Pour ceux qui ne le connaissent pas, Kojak est une série policière américaine des années quatre-vingt, dont le héros (Kojak) est un détective chauve qui résout toutes ses enquêtes, en ayant toujours avec lui une sucette à la bouche. Dit comme cela, ça paraît superficiel. Quand on n'a pas choisi cette transformation physique, eh bien ça fait mal. Dans ces moments-là, je suivais les conseils de ma mère et ne répondais pas à ce type de moqueries. Je portais le masque de l'indifférence à l'école. À la maison, je laissais parler mes émotions et cela a toujours été ainsi. J'ai appris à ne pas montrer mes émotions en public.

Chaque fois que j'ai douté de moi, de la guérison, eu marre des moqueries des autres, maman a toujours su trouver les bons mots pour que j'aille de l'avant et avance sans honte. Malgré cette maladie, j'ai quand même eu la chance d'avoir une scolarité sans trop de perturbations, de faire des sorties avec des ami(e)s, de voyager ; tout simplement d'apprécier les bons moments de la vie. Dans mes moments de doute où j'en veux au lupus de m'avoir fait autant de mal, j'essaie de relativiser les choses, de toujours voir le côté positif. Même si les étapes sont difficiles à franchir, elles ne sont pas insurmontables. L'accompagnement de ma famille m'aide beaucoup dans la gestion de cette épreuve qui n'est pas des plus simples. En plus de gérer l'image que je reflétais aux autres, je devais gérer l'image que j'avais de moi. J'ai essayé d'aller vers l'acceptation et de trouver un consensus, pour être en harmonie avec moi-même. Mais j'avais perdu mes repères, je ne me reconnaissais pas.

L'angoisse capillaire

Au fur et à mesure des poussées, j'ai perdu une partie de mes cheveux de façon permanente. Les légers stigmates que j'ai au visage, je m'en accommode, mais le plus dur à accepter, c'est vraiment cette absence de cheveux causée par l'alopécie lupique. Selon le type d'alopécie (diffuse ou cicatricielle), on peut observer une perte diffuse et non localisée des cheveux, ou elle peut être partielle et localisée sur plusieurs zones du cuir chevelu. En général, les cheveux repoussent, mais aucune temporalité n'est définie. Dans le cas d'alopécie cicatricielle, le cuir chevelu peut être atteint par des lésions qui ont un aspect de plaques rouges, et provoquer des zones de calvitie[16]. Elle peut également affecter les sourcils, les cils, de manière générale, les poils du corps. En fonction de la fréquence, de l'intensité et de la longueur des poussées, la perte de cheveux ou des poils devient potentiellement permanente[17]. Ce qui est mon cas.

Après la première attaque de mon lupus, mes cheveux ont repoussé naturellement et assez rapidement. En revanche, ils n'ont pas résisté un an plus tard à la seconde offensive. Le lupus m'avait pris de façon définitive environ 30 % de surface capillaire. Malgré cela, je pouvais encore user de subterfuges pour masquer cette alopécie. Il me restait encore assez de cheveux pour cacher la zone manquante, grâce à une queue-de-cheval, ou faire des tissages. J'ai donc passé mes « années collège » en alternant la coupe à la « Kojak » et le port de perruques. Pour « mes années lycée », je coiffais mes cheveux de manière à cacher les parties désertiques. Ma troisième grande poussée en 2004 a été le coup de grâce. J'ai perdu plus de 60 % de zone capillaire. Quand je me coiffais durant ma poussée, j'avais des touffes de cheveux qui tombaient et me restaient dans les mains : j'étais anéantie. J'en ai pleuré lors d'une consultation chez le médecin. Je m'en souviens encore comme si c'était hier. Dans ces zones, mon cuir chevelu avait été marqué par la maladie.

C'était devenu une terre aride... Je n'avais plus la possibilité de faire une coiffure avec ce qui me restait de cheveux naturels. La seule option qui restait à ma disposition en dehors de la coupe à la « Barthez » *ad vitam æternam* était le port

---

[16] https://www.snfmi.org/content/lupus-systemique

[17] https://www.veraclinic.net/fr/perte-de-cheveux-due-au-Lupus-et-traitements/

d'une perruque. En conséquence, pendant une dizaine d'années, j'ai porté des perruques pour cacher que j'étais malade et conserver une apparence normale. J'achetais des perruques qui s'adaptaient bien à mon visage, mais qui n'étaient pas forcément confortables. Elles n'étaient pas souvent adaptées à la circonférence de ma tête. De plus, elles me marquaient la peau, ou étaient trop grandes. J'avais chaud en été, avec l'impossibilité de mettre un collant en dessous pour les maintenir. C'était désagréable, il se roulait systématiquement sous la perruque. C'est pourquoi le port de perruque me cause la plupart du temps un sentiment d'inconfort et d'angoisse.

D'ailleurs, ma première appréhension à ce sujet remonte à l'enfance. J'ai toujours craint que les autres sachent que je porte une perruque et me posent des questions. Cela peut paraître superflu de nos jours, car les extensions capillaires ou perruques sont devenues tendance. D'ailleurs, les célébrités ne s'en cachent pas. Dans les années 2015, des stars, comme Rihanna, Beyoncé, Katy Perry, ont érigé la perruque en accessoire indispensable. La perruque était devenue un moyen de se métamorphoser suivant ses envies et en fonction des tendances. Aujourd'hui, cet accessoire est entré dans les mœurs, ce qui n'était pas le cas au début des années 2000. D'ailleurs à cette époque, le port des perruques était souvent associé au cancer, donc plus à une pathologie qu'à un accessoire de mode tendance. De manière générale dans l'inconscient collectif, perdre ses cheveux est associé au cancer. C'est un peu réducteur, car une multitude de raisons peuvent être à l'origine d'une perte de cheveux : c'est notamment le cas du lupus, où la maladie peut en être la cause ainsi que certains de ses traitements.

De plus, la qualité et la diversité des perruques de l'époque n'étaient également pas les mêmes. Au collège, j'avais constamment l'impression d'être déguisée. Aujourd'hui, quand on achète une prothèse capillaire de qualité, on ne fait plus la différence entre des vrais et des faux cheveux. Ces prothèses donnent l'illusion parfaite d'avoir une belle chevelure. Cependant, l'achat d'une perruque de qualité demande un certain investissement. Pour une bonne perruque, il faut compter au minimum cinq à six cents euros. Ne pouvant pas forcément disposer d'un tel budget, j'achetais des perruques synthétiques à prix abordable à « Château Rouge[18] ». Cela m'a donné l'occasion de pouvoir changer trois à quatre fois par an de coiffure. Puis, en 2005-2006, lors d'une de mes hospitalisations, j'ai rencontré une interne qui m'a appris que je pouvais bénéficier une fois par an de la prise en charge d'une prothèse capillaire par la Sécurité sociale, car ma chute de cheveux avait une origine médicale. Depuis 2019, un nouvel accord de remboursement à 100 % des perruques (décision[19] du 6 mars 2019) a été mis en place pour toutes les personnes souffrant d'une perte de cheveux dans le cadre d'une chimiothérapie. C'est une bonne chose, car au-delà de son aspect esthétique, une perruque permet d'apaiser certaines préoccupations liées à l'image que l'on a de soi et que l'on veut refléter. Elle aide non seulement à se fondre dans la masse, mais également à se sentir mieux dans sa peau.

Pouvant bénéficier de cette prise en charge, j'ai décidé d'avoir une perruque qui serait confortable à porter et adaptée à ma tête. J'ai ainsi commencé à acheter mes premières perruques de couleur. Elles étaient effectivement plus coquettes et plus adaptées. Cependant, cela restait toujours un accessoire que j'utilisais uniquement pour masquer les effets de la maladie. Je ne la voyais pas comme un accessoire de beauté. Elle me donnait tout simplement la possibilité de passer inaperçue, de ne pas être scrutée ; une manière pour que l'on ne voie pas mes stigmates. C'était une diversion. Aujourd'hui, c'est différent. Je me suis résignée et j'ai enfin

---

[18] Château Rouge est un quartier de Paris situé dans le 18e arrondissement, surnommé la petite Afrique pour son marché africain.

[19] https://www.legifrance.gouv.fr/jorf/id/JORFTEXT000038250122

commencé à faire ce deuil, à accepter cette perte capillaire. J'ai certes encore du mal avec mon image, mais je travaille là-dessus. Le déclic, c'est ma petite sœur Nelly qui l'a déclenché. Pour le mariage de notre frère, elle s'était donné pour mission de me « pimper », et m'a en conséquence *relookée* des pieds aux « cheveux ». Le résultat était si bluffant que pour une des toutes premières fois, je voyais ma perruque comme un look et non plus comme un déguisement ou une protection. Même la future mariée qui me voyait presque tous les jours ne m'a pas reconnue. C'était en 2016.

Durant les jours et les années qui ont suivi cet événement, elle a continué à me *secoue*r en me proposant de faire des soins capillaires avec des masques naturels. Je l'ai écoutée, et j'ai commencé à prendre soin de mes cheveux restants, en appliquant des huiles cicatrisantes et régénérantes. Ces soins quotidiens ont fini par *payer*. Des « bébés » cheveux ont commencé à voir le jour. Elle m'a également appris à me maquiller, à atténuer l'expression de mes cicatrices et à me *looker*. Elle m'a aussi appris à me sentir un peu mieux dans ma peau ; puis s'est donné pour mission de me trouver la perruque idéale. Celle qui deviendrait un accessoire de mode, un véritable substitut des cheveux dont je prendrai soin et non un objet pour se cacher, comme je le faisais depuis des années. En restant dans cette dynamique, je suis allée voir deux professionnelles spécialisées dans les perruques médicales. J'ai été déçue par ces investigations, car les perruques présentées ne correspondaient pas à la nature de mes cheveux. En outre, elles avaient des coupes un peu « vieillottes ».

Je suis d'origine africaine, je cherche par conséquent des perruques qui sont en harmonie avec ma tendance capillaire, pour éviter la « perruque déguisement ». Après ces échecs, j'ai presque abandonné cette quête de la perruque parfaite, mais pas ma sœur. Elle a travaillé étape par étape. Elle m'a d'abord proposé de changer de coupe de cheveux (je suis une adepte des coupes très courtes, car c'est pratique). Puis elle m'a proposé de porter des perruques plus longues pour des anniversaires ou des mariages. Ensuite, il y a eu les fameuses « Laces wigs » ; des perruques plus naturelles que le naturel. Elles sont arrivées sur le marché français il y a moins de 10 ans. Les *Laces Wigs* sont des perruques confectionnées sur un voile de tulle, qui fait le tour du crâne dans lequel sont piqués les cheveux un à un. Ainsi, elles procurent un résultat naturel et réaliste. Elles sont quasi indétectables, puisqu'on ne voit pas la démarcation, grâce au léger voile en tulle qui imite parfaitement la couleur du cuir chevelu. Particulièrement prisé par les vedettes et utilisé dans le milieu médical chez les patients souffrants d'alopécie, ce type de perruque permet de changer de coiffure en toute discrétion, sans abîmer les cheveux ou le cuir chevelu. L'obstination de Nelly a porté ses fruits en 2019. Nous sommes parties en famille dans un institut capillaire et un atelier de fabrication dans le 12e arrondissement de Paris, pour bénéficier d'un accompagnement personnalisé et me faire fabriquer une perruque sur mesure.

Cette expérience était totalement nouvelle pour moi. Pour la première fois, j'acceptais de me découvrir en public, et de faire des essayages pour trouver la bonne coiffure. D'habitude, je les choisissais en fonction des conseils de ma sœur sans les essayer. Le choix se faisait en dix minutes, car j'ai toujours vécu ce moment comme une corvée. En allant chez « l'Artisan du Sublime », j'étais dans l'inédit. Une personne autre qu'un membre de ma famille voyait ma tête nue, en dehors des incidents de perruques, et c'était volontaire. Je prenais du temps pour moi. J'ai été entièrement satisfaite de mon achat. Le rendu était naturel et par-dessus tout, la perruque était confortable. Pour la première fois, je prenais soin de ma coiffure. Ce n'était plus un *cache maladie* que je portais, mais une coiffure.

Au bout du compte, cela a été un premier pas vers mon acceptation capillaire. La curiosité et l'intérêt de ma nièce

Amélia concernant mes changements capillaires y ont également joué un rôle. Il faut dire que j'ai toujours redouté ce moment où j'aurais à expliquer à un enfant pourquoi je n'avais pas de cheveux, et pourquoi je changeais souvent de tête. J'ai donc pris le parti de ne pas me cacher constamment sous une perruque face à mes nièces. Je leur ai expliqué à chaque fois qu'elles me le demandaient pourquoi je n'avais pas de cheveux. Amélia ayant un très grand intérêt pour les looks de sa tante, j'ai décidé de la mettre à contribution en la laissant m'aider à choisir ma tête du jour et essayer mes perruques quand elle le désirait. Pour moi c'était un grand pas. Je sais maintenant que même si la repousse tant espérée ne se fera pas intégralement, la féminité ne s'arrête pas aux cheveux. Le travail que j'ai entrepris sur la relation que j'ai avec mon image avance à petits pas. Je remercie d'ailleurs ma sœur d'avoir insisté. En effet, même si je n'accepte toujours pas le fait de ne pas avoir de cheveux, je commence à me mettre en phase avec le *moi lupique* et qui je suis : comprendre que la féminité commence par l'acceptation de soi, de se plaire à soi. Je pense que cela a été ma plus grande avancée.

Ma seconde angoisse, c'est la hantise du coup de vent. Je crains toujours qu'un coup de vent emporte ma perruque. Ce qui m'est déjà arrivé lors d'une balade à Châtelet[20]. Un coup de vent l'a emportée et pourtant j'avais un bonnet. Heureusement que ce jour-là, ma sœur était avec moi et a eu le réflexe de l'attraper et de la remettre sur ma tête, ni vu ni connu. Depuis, j'ai toujours un bandeau ou un foulard dans mon sac pour les temps venteux.

Ma troisième angoisse, c'est de perdre ma perruque par accident. Lors d'un séjour au ski avec des ami(e)s, on s'apprêtait à descendre la montagne avec une amie d'enfance. Je tiens à préciser que je ne pratique pas très bien le ski. Quand j'en fais, c'est un véritable acte de dépassement de soi. Vous

---

[20] Châtelet est un quartier de Paris situé dans le 1er arrondissement.

pouvez imaginer la suite : arriva ce qui devait arriver. J'ai commencé à descendre, et je suis tombée. Au lieu de tomber d'un bloc uni, ma perruque a décidé de se faire la belle et a roulé sur la neige (un joli roulé-boulé d'ailleurs). Mon amie a réagi au quart de tour et a fait un fabuleux plongeon de rugbyman, pour la rattraper et me la redonner. Ces deux fois-là, c'était dû aux circonstances naturelles. Mais il y a également eu l'action de la bêtise humaine. Eh oui, je devais faire à la fois attention aux forces de la nature et aux humains.

La première fois que l'on me l'a volontairement enlevée, c'était après ma deuxième poussée. J'étais en classe de 5e. Pendant le cours d'éducation civique, un élève a eu l'intelligence de tirer mes cheveux. Il se passa ce qui devait se produire : ils sont restés dans sa main. J'ai pris ma perruque et j'ai demandé à aller à l'infirmerie pour la remettre. À l'infirmerie, je me suis effondrée. L'infirmière a appelé ma mère qui m'a consolée. Elle m'a expliqué que ce n'était que des cheveux, et que je ne devais pas avoir honte de ma maladie. Je sanglotais et n'avais aucune envie de retourner en classe, d'affronter le regard de mes camarades de classe. Avais-je vraiment le choix ?

Maman m'a dit que j'étais une fille courageuse. Je devais essuyer mes larmes et retourner en classe, faire comme si rien ne s'était passé. Car si je ne retournais pas en classe, ils allaient se moquer de moi. Ce devait être par le travail que je devais me battre. Après m'être calmée et avoir remis ma perruque, je suis repartie en cours. Il s'est excusé, mais le mal avait été fait et ma vie a repris son cours. Le deuxième retrait volontaire a eu lieu dans l'année de mes 35 ans. Lors d'une chamaillade, un copain a tiré mon bonnet. Ce qu'il n'avait pas prévu, c'est que le bonnet n'allait pas partir seul. C'était un gros moment de solitude. J'ai remis ma perruque et mon bonnet, puis je lui ai parlé de ma situation médicale.

Ces anecdotes ne sont pas si dramatiques en soi. Néanmoins, ce sont des moments difficiles pour moi, car je me retrouve à chaque fois face à face avec mon lupus. Je réalise qu'il est toujours là, bien présent, même s'il est latent. Indirectement, il continue à impacter sur ma vie et sur mon image. Cette dernière expérience a longtemps résonné en moi. Elle m'a renvoyée à mon passif de malade. Je comprenais enfin à quoi me servaient les questions de mon pédiatre concernant la connaissance de ma pathologie par mon entourage. S'ils avaient su, ils n'auraient sans doute pas agi de la sorte. Cependant, je ne souhaite pas être définie par ma maladie. Je suis MOI, avant d'être une lupique, et cela ne se voit pas forcément. En conséquence, je n'en parle pas systématiquement en dehors de ma sphère familiale. Parmi mes proches ami(e)s, très peu savent que j'ai un lupus. À ce niveau-là, je suis aussi discrète que ma maladie en phase de rémission.

Sur le chemin de l'acceptation

J'ai grandi et évolué avec mon lupus. J'ai vu la société changer et évoluer en matière de politique de santé, de droit du malade et de traitements, en tenant de plus en plus compte de la voix du patient, de son bien-être.

Quand j'étais enfant, je savais que j'avais une maladie grave, qui avait certaines contraintes et avec qui je vivais plus ou moins *normalement* en respectant certaines règles. À cette période, je n'ai pas forcément cherché à comprendre exactement ce que j'avais. Je savais que je pouvais tomber malade n'importe quand, et que le reste du temps, ça allait. Pouvoir s'informer sur cette maladie, se comparer à d'autres, ou lire des témoignages de personnes lupiques, ce n'était pas aussi facilement accessible qu'aujourd'hui. Par ailleurs, je trouve que cela n'est pas plus mal. Il faut dire ce qui est : Internet, c'est une réelle avancée. Néanmoins il présente parfois, pour ne pas dire souvent, la pire version de la maladie. Il faut donc avoir un certain recul sur les contenus publics et se rappeler que chaque malade crée sa propre version de la maladie. Nous sommes par conséquent des cas uniques. C'est une maladie tellement rare que jusque très récemment, je n'avais pas rencontré d'autres personnes atteintes par celle-ci.

À l'âge adulte, ce fut différent. J'ai appris à avancer avec mon lupus, à faire comme si de rien n'était. Je le faisais passer au second plan pour me laisser exister. Mais plus je vieillissais, plus le contrecoup de mes poussées sur mon quotidien devenait difficile à gérer. Ce « squatteur » prenait de plus en plus de place et devenait de plus en plus visible. Par ailleurs, il dégradait mon état général. J'enchaînais les complications, je devenais moins endurante, plus essoufflée, plus fatiguée. En plus de ma métamorphose précoce, il dégradait ma santé mentale. J'ignorais où il m'emmenait, devenant difficile à contrôler. Il ne cessait de récidiver. Entre les rendez-vous médicaux et les hospitalisations, j'avais l'impression de passer ma vie à l'hôpital. J'étais fatiguée, je n'en pouvais plus, je stagnais, je tournais en rond. Bref, je déprimais.

Ma vulnérabilité augmentait ma charge émotionnelle. Je me sentais seule, frustrée et incomprise. Mon lupus avait pris le dessus. Il jouait sa symphonie et ne me laissait aucun répit. Je n'avais pas appris à gérer ce trop-plein d'émotion. La douleur, les hospitalisations répétées, l'épuisement et le fait de ne pas pouvoir se projeter, c'était trop ! J'ai alors ressenti ce besoin d'échanger avec des personnes comme moi, des personnes qui pourraient me comprendre. J'ai décidé de contacter une association de personnes atteintes de lupus, en appelant le premier numéro d'une association qui s'est présentée dans ma barre de recherche internet. L'échange n'a pas été concluant, je n'allais ni mieux ni moins bien. J'ai alors abandonné cette idée, c'était au début des années 2000.

Puis, en 2017, suite à ce que je qualifierais aujourd'hui de dégâts collatéraux du lupus, je me suis retrouvée de nouveau face à lui. Il avait porté atteinte à ma féminité en m'enlevant la capacité de procréer. Il s'est avéré que l'un des traitements que j'avais à l'époque pouvait rendre stérile et ça n'a pas loupé. À 40 ans, j'ai appris que j'étais en ménopause précoce. Je n'étais pas stérile, j'étais ménopausée. Je n'avais plus aucun espoir de porter un enfant. Cette nouvelle a été d'une telle violence pour moi que j'ai eu besoin d'en discuter. Je n'avais pas d'idée en tête. Cependant, j'avais de nouveau ce besoin d'échanger avec des semblables.

J'ai donc contacté de nouveau une association de personnes atteintes de lupus. J'ai échangé durant une bonne heure avec une des coordinatrices. J'ai parlé de mon ressenti, de ma solitude comme lupique, de mon incompréhension sur cette situation. Elle m'a parlé d'un atelier d'éducation thérapeutique sur le lupus. Je ne connaissais pas cette structure ; cela l'a étonnée. Comment ai-je pu passer à côté ? Je n'en avais jamais entendu parler. J'ai cherché à savoir ce que c'était exactement et j'ai trouvé. L'Éducation thérapeutique du patient est un accompagnement qui permet aux patients d'acquérir les compétences nécessaires dont ils ont besoin, afin qu'ils puissent gérer au mieux leur vie avec une maladie chronique. L'idée est de permettre au patient de ne plus être uniquement un objet de soins, mais de devenir acteur de sa santé, en participant plus activement à ses soins. En résumé, cela revient à mobiliser et à développer ses ressources personnelles, pour agir sur soi et assurer son bien-être. La loi HPST (Hôpital, Patients, Santé, Territoire), adoptée en 2009, qui a réformé les hôpitaux et relative à la santé et aux territoires, a fait de cette pratique un élément du parcours de soins des patients atteints de pathologies chroniques. C'était quelque chose qui était très récent à mon échelle de patiente. Je n'ai jamais participé à ce genre d'atelier, mais mes médecins m'ont toujours bien expliqué ce que le lupus pouvait faire. Toutefois, j'ai dû apprendre par mon expérience de vie comment *vivre avec*, mais en étant toujours accompagnée, que ce soit par la famille ou le corps médical. Ce qui m'a permis de mieux me connaître ainsi que le lupus. En fonction des différents stades de ma vie, toutes ces informations que je recevais ne faisaient pas forcément écho en moi lorsqu'on me les donnait. Cependant, plus j'avance dans le temps, plus j'en comprends l'utilité, plus je deviens progressivement l'actrice principale de ma santé.

Avant ma prise de contact avec l'association, je ne ressentais pas le besoin de rencontrer des personnes qui avaient la même maladie que moi. J'arrivais à gérer tout ce qui était concret et logique pour moi. C'est-à-dire le professionnel, le social, et la « logistique maladive » (autosurveillance, prise de médicaments, rendez-vous médicaux). Tant que tout restait sous contrôle, tout était parfait. Le lupus constituait l'arrière-plan de ma vie ; j'arrivais à me focaliser sur mes objectifs de vie. Ce qui comptait le plus, c'était ma priorité. Bien évidemment, si cette situation pouvait être pérenne, ça aurait été le bonheur. Seulement, dans la chronicité, la seule chose pérenne, c'est que l'on est malade, et que chaque nouvelle journée, on ne sait jamais comment on se sentira.

J'ai été préparé à cette incertitude. Pourtant, elle me fait perdre pied quand elle s'associe à une poussée, n'ayant plus la capacité de maîtriser les événements. Je ne contrôle plus rien et surtout, elle me met face à mes vulnérabilités. Le lupus devient alors l'acteur principal de ma vie. J'apprends à l'accepter et à composer avec lui. Cet échange avec l'association m'a apporté un nouveau souffle. Ce jour-là, j'ai compris que je vivais avec une maladie à laquelle je me suis toujours adaptée sans l'avoir forcément acceptée. D'ailleurs, c'est sans doute pour cela que le premier échange avec la première association ne m'a rien apporté. Je n'étais tout simplement pas prête à faire tomber mon masque. De cet échange, j'ai appris qu'il existait beaucoup de choses, comme la journée mondiale du lupus. C'était la première fois que j'en entendais parler, alors qu'elle existe depuis 2004. J'ai appris son existence en 2019. Ce décalage dans le temps me donne parfois l'impression d'être un *lupusonarus* (dinosaure du lupus).

Eh oui, j'ai eu l'honneur d'accueillir Mr Lupus avant son officialisation mondiale, soit 17 ans après mon diagnostic. Malgré cela, le lupus reste encore très peu connu, bien que la série *Docteur House* l'ait rendu populaire, ou que Selena Gomez (la chanteuse) ait annoncé au monde entier qu'elle était atteinte d'un lupus. Cette maladie que l'on ne voit pas reste incompréhensible. On l'a vaguement citée avec l'affaire de l'hydroxychloroquine avec la Covid-19. Et finalement, qu'a-t-on retenu du lupus ?

J'ai passé une enfance certes avec des hauts et des bas. Cependant, j'ai été bien *coachée* par mes parents et par les médecins. Je les en remercie ici. C'est en entrant dans l'âge adulte que j'ai commencé à me poser des questions. En effet, cela devenait long, et je commençais à me demander quand j'allais guérir. On ne m'avait jamais dit enfant (en 1987) ou alors j'ai oublié, que ça ne se guérissait pas. Je savais juste que ça pouvait durer plusieurs années (ce qui veut tout dire et ne rien dire). Tout au long de mon suivi pédiatrique, j'ai appris à vivre avec mon colocataire en adoptant certaines habitudes de vie, en l'intégrant dans ma vie sociale. Mon médecin me demandait souvent si j'avais des ami(e)s et s'ils étaient au courant de ma pathologie. Je n'ai compris que bien plus tard le sens de ses questions. Ce genre de pathologies peut entraîner certaines limitations physiques, psychologiques, comme la fatigabilité, l'estime de soi, l'acceptation de la maladie. Mais elle peut également influer sur la dimension sociale (s'intégrer dans un collectif, être avec les autres).

Enfin, à l'âge adulte, je n'ai plus eu à me poser cette question. J'ai fini par comprendre que lui et moi, c'est pour la vie. C'est pourquoi je cherche plutôt à vivre ma vie en pleine conscience, c'est-à-dire à agir pour que Mr Lupus affecte au minimum mon quotidien, afin que je profite de « l'instant présent ». Ayant été enfant lupique, je me dis parfois que finalement avoir eu le lupus enfant m'a permis d'une certaine manière de composer plus facilement avec lui. En effet, il s'est invité très tôt dans ma vie, et je n'ai eu d'autre choix que de la construire avec lui. C'était mon double, il était moi et j'étais lui. Ce qui aurait été sans doute différent si je l'avais eu adulte : il y aurait eu un parallèle entre l'avant et l'après. À dix ans, l'après m'a semblé plus simple à gérer du fait que j'avais tout à construire, car il y avait peu d'avant.

Cure Vs Care

Mon plus grand regret est que dans ma longue histoire de lupique, on ne m'a pas réellement préparé aux changements physiques que pouvait provoquer le lupus, ces atteintes qui touchent à mon image corporelle, à la perception que je peux avoir de moi. Tout m'est tombé dessus. Le corps médical m'a présenté l'aspect incurable, douloureux et fatigant, mais il a fait peu mention de ses conséquences sur le quotidien. Ainsi, une fois qu'un diagnostic fut proposé à mon mal, j'ai appris à gérer la maladie et pas forcément ses répercussions. Il faut dire que dans les années quatre-vingt, on était encore dans une « éducation dite traditionnelle », et la dimension psychosociale était peu explorée. Dans mon cas, c'étaient deux ou trois questions posées lors d'une consultation, qui exploraient la dimension socioprofessionnelle et psychoaffective, afin de voir où j'en étais avec ma pathologie. Aujourd'hui, le psychosocial fait partie intégrante des programmes d'Éducation thérapeutique du patient. Encore faut-il cependant connaître l'existence de ces programmes.

Je connais la liste des manifestations possibles du lupus. C'est une « pathologie personne dépendante ». Par conséquent, chaque patient développe sa propre version de la maladie, même si des points communs demeurent. Elle se manifeste différemment selon les individus. Tout le monde ne fait pas forcément un combo de tout ce qu'il est possible d'avoir quand on a un lupus. De plus, pour un même individu, chaque poussée peut être différente. C'est une des complexités de cette pathologie. J'ai l'impression qu'il n'y a pas vraiment de règles. J'apprends en même temps que je subis. Je suis constamment dans l'adaptation. J'ai été préparée à anticiper et à me prévenir du lupus, pas vraiment à ses conséquences. Le traitement du lupus est propre à sa symptomatique. Le côté « image de soi » est peu abordé dans ce processus de guérison. C'est pourtant un facteur qui a son importance. Le lupus peut affecter l'image corporelle, ce qui indirectement va affecter le moral.

Depuis 2010, des ateliers thérapeutiques comme : « Vivre avec le lupus », « Qu'est-ce que le lupus ? », « Les poussées du lupus », « Les traitements du lupus », « La diététique », « Grossesse et lupus », ont émergé. Ne connaissant leur existence que depuis peu (2018), je n'ai jamais participé à ce type d'atelier. Toutes ces années, MON lupus et moi, nous nous sommes auto-éduqués. Ainsi, j'ai par exemple appris à repérer les signes du lupus dès mon enfance, à prendre correctement mes médicaments. Cependant, un atelier sur l'estime de soi n'aurait pas été de trop ; un atelier « lupus et bien-être », dans lequel le patient pourrait apprendre à prendre soin de soi en :

– se reconnectant avec son corps grâce à de l'activité physique adaptée ;

– se réappropriant son image, en adaptant sa coiffure, en apprenant à se maquiller pour estomper les cicatrices causées par le lupus ;

– se recentrant sur soi.

Ce sont de petites attentions qui peuvent redonner confiance en soi, qui peuvent aider à renforcer l'estime de soi et indirectement améliorer la qualité de vie du patient. Ce type d'atelier m'aurait sans doute beaucoup aidée à l'époque. Ils commencent désormais à se développer de plus en plus.

ACTE III

Le comble du malade chronique

Être malade sans en avoir l'air.

Le comble de la maladie chronique

Qui est prioritaire : l'aveugle, la personne en béquilles, l'unijambiste, la personne en fauteuil roulant ou moi ? En principe personne, car on a tous un handicap. Mais le mien ne se voit pas. C'est ma maladie chronique et elle est invisible.

D'après le ministère de la Santé et des Solidarités, *une maladie chronique est une maladie de longue durée, évolutive, avec un retentissement sur la vie quotidienne. Elle peut générer des incapacités, voire des complications graves*. Autrement dit, elle est évolutive, fluctuante et oscille entre des périodes de forte activité et des périodes de stabilité. Ces épisodes sont imprévisibles, aussi bien dans leurs apparitions et gravités que dans leur durée.

Bien qu'elles soient souvent invisibles, la plupart des maladies chroniques peuvent induire des limitations fonctionnelles et impacter différentes dimensions de la vie (sociale, professionnelle, culturelle...). C'est un handicap invisible. En effet, « Constitue un Handicap, toute limitation d'activité ou restriction de participation à la vie en société subie dans son environnement par une personne en raison d'une altération substantielle, durable ou définitive d'une ou plusieurs fonctions physiques, sensorielles, mentales, cognitives ou psychiques, d'un polyhandicap ou d'un trouble de santé invalidant » (article L114 - Code de l'action sociale et des familles). Cependant, la vision du handicap est encore assez stéréotypée, et reste fréquemment associée à l'image du fauteuil roulant, ou de la canne blanche, c'est-à-dire essentiellement à des handicaps physiques ou sensoriels. Or, il existe différents types de handicaps, et 80 % d'entre eux sont *invisibles*. Le handicap invisible est difficilement détectable, il ne se voit pas. Et justement, parce qu'il ne se voit pas, il n'est souvent pas reconnu en tant que tel. Il est d'ailleurs souvent incompris, voire minimisé, dans le cas des maladies chroniques. Pourtant, il est bien réel et peut avoir de lourdes conséquences sur le quotidien des malades. Mais une maladie qui ne se voit pas est une maladie qui n'existe pas aux yeux des autres. Alors que moi, je la vois tous les matins quand je me lève et prends mes médicaments ; ou lorsque je me sens fatiguée, que j'ai des douleurs articulaires. Quel que soit le moment, elle me rappelle sa présence.

Le lupus fait partie des handicaps invisibles. Au quotidien, il peut être à l'origine de certaines limitations qui n'existaient pas auparavant, et qu'il faut apprendre à accepter, comme cette fatigue omniprésente et qui semble incurable. Il en est de même pour les douleurs articulaires, qui peuvent passer du supportable à l'insupportable. C'est également prendre chaque jour des décisions sur ce que je suis en capacité d'effectuer sur le moment, sans mettre ma santé en danger. Mon lupus ne me permet parfois plus d'en faire autant qu'avant la maladie. Je réalise beaucoup de choses, mais en tenant compte de ma santé. C'est dans ce sens que j'ai appris à hiérarchiser mes activités, à établir de nouvelles priorités en fonction de mon état de santé du moment. En effet, vivre avec une maladie chronique, c'est vivre dans l'instant présent. Et c'est là que commence tout le travail sur soi. Plus tôt, on accepte ses effets, moins on en pâtit. Par exemple, j'ai tendance à lutter contre la fatigue même lorsque je suis épuisée. C'est une attitude qui est totalement contre-productive, puisque finalement, j'accumule de la fatigue. Ce qui me fragilise et aboutit à la dégradation de mon état général, parce que je suis fatiguée, voire épuisée. J'ai aussi des douleurs qui apparaissent, et je vais de moins en moins bien, quel que soit le temps de repos. La récupération est souvent difficile. Dans les cas les plus extrêmes, je gagne un séjour à l'hôpital, car j'ai atteint le point de non-retour. J'ai laissé trop longtemps mon lupus m'envahir. J'ai lutté contre lui en le laissant venir au lieu d'apprendre à composer avec, à écouter mon corps, à ne pas dépasser certaines limites.

En ce sens, je dirais que le comble du malade chronique, c'est justement d'être malade sans avoir l'air de l'être ! Comme la plupart du temps l'image qu'il renvoie ne reflète pas forcément son état biologique, c'est là que réside une partie de la problématique des pathologies chroniques. Les symptômes peuvent être invisibles, et les apparences sont parfois trompeuses, si bien que cela peut susciter une incompréhension de la part des autres, et plus généralement de la société. Cette situation peut être difficile à vivre au quotidien, ainsi que pour nos proches. Parce que même s'ils nous comprennent, se représenter ce qui ne se voit pas ou s'imaginer à quel point les activités du quotidien peuvent être épuisantes n'est pas évident quand on ne le vit pas soi-même. Dans notre société, si l'on ne semble pas malade, ou si l'on n'est pas hospitalisé, c'est que l'on n'est pas malade. J'ai d'ailleurs quelquefois l'impression d'être un *imposteur*, vu que je suis malade sans avoir l'air de l'être. Et pourtant, je suis bien malade, il n'y a aucun doute là-dessus. Avoir des symptômes invisibles ne signifie pas l'arrêt de la maladie.

D'ailleurs, une des grandes particularités de la chronicité est qu'elle dure dans le temps. Par conséquent, au bout d'un moment, les gens oublient que je suis malade et me traitent comme si j'étais en bonne santé, comme si je pouvais tout faire sans me fatiguer. Par exemple, à la suite, d'épisodes de fatigue, j'ai parfois droit à certaines remarques comme le fameux « prends des vitamines et cela ira mieux ». Je suis asthmatique, avec une toux persistante qui attire des : c'est contagieux, ne m'approche pas ! Il faudrait te soigner. Et le pire de tout, c'est le « tu n'as pourtant pas l'air malade ». Au début, ce genre de réflexion me dérangeait beaucoup. Car en fonction de mon interlocuteur, j'avais l'impression que l'on me prenait pour une personne qui cherche à s'apitoyer sur son sort ou une malade imaginaire. Aujourd'hui, je prends sur moi, je fais face aux regards des autres, aux remarques déplacées et blessantes, quitte également à justifier mon état quand cela s'avère nécessaire. Pour dissiper le doute, il faudrait en réalité que je raconte et explique dans les détails ce que j'ai, ce que je ressens. Mais je pense que pour la plupart des personnes, cela reste toujours abstrait, parce que cela peut être difficile de concevoir ce que l'on ne voit pas. En plus, ce que je reflète est en décalage avec ce qui se passe réellement. Il y a de quoi *bugger*.

C'est dans ce sens que Christine Miserandino, une auteure – blogueuse atteinte de lupus – a inventé la « théorie des cuillères » pour expliquer à sa meilleure amie à quoi ressemble sa vie au quotidien. Elle explique qu'une personne malade dispose d'une réserve d'énergie moins importante que les autres. Elle symbolise cette énergie par un « forfait de cuillères » qu'il faudra dépenser dans la journée. Comme l'a défini un de mes binômes lors d'un travail de groupe sur la mise en place d'un atelier d'éducation thérapeutique, *c'est un peu comme dans un jeu vidéo où le héros a un nombre limité de vies à utiliser avant la fin de la partie.* À travers cette métaphore, elle illustre parfaitement la gestion du capital vital, c'est-à-dire de l'énergie physique qu'une personne atteinte de maladie chronique doit mobiliser par rapport à ses activités quotidiennes. Elle explique la présence de cette fatigue constante qu'aucun repos ne suffit à réparer durablement par le fait que chaque personne dispose chaque jour d'un stock plus ou moins grand de cuillères, et que les actions que l'on va accomplir ; qu'il s'agisse de tâches ménagères, professionnelles ou de loisirs, vont en coûter une certaine quantité. Pour elle, « la différence entre être malade et être en bonne santé, c'est de devoir faire des choix en fonction de son énergie ». Ce sont des choix que les personnes sans pathologie chronique ou handicap n'ont pas à faire, leur stock de cuillères étant beaucoup plus important. La théorie des cuillères permet ainsi d'expliquer la fatigabilité des personnes malades, et également de comprendre ce que c'est de vivre avec un capital vital limité.

D'ailleurs, que ressentiriez-vous si votre capital vital était absolument restreint ? Quels seraient les choix que vous feriez pour affronter la journée, pour faire des choses, des projets ? Quelles sont les personnes que vous privilégieriez ? Ce sont des questions que des personnes souffrant de douleur et/ou de fatigue chronique se posent quotidiennement. Trop en faire sur une journée peut nous laisser à court d'énergie pour le lendemain. Dans ces conditions, quelles sont les conséquences de la fatigue chronique sur votre quotidien, si vous disposez d'un capital vital de douze cuillères par jour ? comment les utiliserez-vous ? Sachant que chaque tâche à effectuer va coûter au minimum une cuillère, et que toutes les tâches du lever au coucher sont comptées.

– Se lever = 1 cuillère ;

– Se doucher = 2 cuillères ;

– S'habiller = 2 cuillères ;

– Préparer son repas = 2 cuillères ;

– Conduire = 4 cuillères

– Travailler = 5 cuillères ;

– Prendre les transports = 4 cuillères ;

– Faire le ménage = 5 cuillères ;

– Faire des courses = 4 cuillères ;

– Aller en soirée = 5 cuillères.

Douze cuillères pour accomplir les tâches d'une journée, c'est très peu. En effet, accomplir les tâches quotidiennes comme se lever, se doucher, s'habiller, préparer son repas, aller au travail et travailler peut me coûter toute mon énergie. Et je n'en aurai plus pour terminer ma journée, alors que je n'ai pas encore accompli toutes mes tâches. Il reste encore des courses et du ménage à faire. Ce qui me met d'office en déficit énergétique, pour des tâches à première vue assez banales. C'est pourquoi, face à une telle situation, je dois faire des choix si je veux finir la journée sans m'épuiser. Je ne peux tout simplement pas faire le reste de mes activités, parce que je suis à court de cuillères. Une fois qu'une cuillère est *partie*, elle n'est plus disponible ni rattrapable. Et pourtant, je n'ai pas d'autre choix que de poursuivre ma journée. Je deviens alors déficitaire, et ces cuillères ne seront pas rattrapables, même avec une nuit de sommeil.

Notons qu'en fonction des jours et de mon état, je ne consomme pas le même nombre de cuillères pour la même activité. Une douche peut un jour me coûter quatre cuillères, quand je suis moins en forme au lieu de deux. Si j'ai mal dormi, j'enlève une cuillère de plus au lever, et un rhume me coûte quatre cuillères. C'est le côté imprévisible des maladies chroniques. Ainsi, si l'on se sent fatigué, malade, il faudra se ménager en réalisant le moins de tâches possible, afin de ne pas entrer dans l'épuisement. Toutefois, si je suis en forme, je ne pourrai pas forcément accomplir plus de tâches. Prioriser ses activités est donc essentiel pour ne pas s'épuiser et utiliser tout son stock de cuillères en une journée. Cela évite d'en emprunter et d'être à crédit. Cette métaphore illustre très bien l'impact que cette fatigue peut avoir sur le quotidien. Je ne pourrai pas faire les mêmes choses selon mon degré de fatigue. C'est pourquoi, dès le réveil, je suis amenée à faire des choix. Car trop en faire sur une journée peut me laisser à court d'énergie pour le lendemain. C'est pourquoi chaque jour est aussi différent qu'incertain.

Socialement, le manque de cuillères a aussi des répercussions. En effet, ne pas aller à des soirées, à des repas, aux événements sociaux ou familiaux ; devoir s'isoler au milieu d'une soirée ou partir avant tout le monde n'est pas toujours facile à gérer. Parfois, on finit par ne plus être invité. Ces refus ne sont pas synonymes d'un manque de motivation, mais c'est une question d'énergie. C'est la raison pour laquelle mes choix de sorties, les moments de convivialité, sont dépendants de l'état de santé dans lequel je suis. L'objectif de santé est d'effectuer mes activités sans l'altérer. C'est cela vivre avec une maladie chronique : je dois constamment compter mes cuillères, et toujours être dans l'anticipation. Par exemple, selon mon état de fatigue, je vais choisir un itinéraire plus compliqué dans lequel je peux m'asseoir, au lieu de prendre le plus rapide qui m'obligerait à rester debout dans une foule compacte. Je peux aussi partir plus tôt ou plus tard, pour éviter ce problème. Toutes les activités effectuées au cours d'une journée impactent sur mon état de santé ; certaines étant plus énergivores que d'autres. Je dois gérer simultanément ma fatigue, ainsi que les difficultés intrinsèques liées à ma pathologie (douleurs, effets secondaires d'un traitement, le psychique...), à l'environnement qui peut être ou ne pas être adapté. Les répercussions peuvent être importantes. Un manque de cuillères peut nécessiter un besoin de pauses régulières ; donc une adaptation des horaires de travail.

« Vivre avec une fatigue chronique, c'est vivre avec un niveau d'énergie journalier qui est limité, imprévisible, variable et qui ne peut pas se rattraper. »

Par exemple, en fonction de mon état et du degré de ma fatigue, j'aurai théoriquement assez de cuillères pour assurer mes activités professionnelles certains jours. Mais il ne m'en restera pas assez pour prendre les transports. Il y a aussi des jours où je n'aurai pas la capacité de tenir toute une journée de travail. *A contrario*, il m'est possible aussi d'effectuer ma journée, de prendre des transports, et d'aller prendre un verre avec des amis. Il n'y a pas réellement de logique. L'impact énergétique de chaque action dépend de l'état de ma santé du moment. Si je devais illustrer cette fatigue d'une autre manière, je dirais que mon capital vital est l'équivalent d'une batterie de téléphone défectueuse. Sa charge n'est jamais totale, quel que soit le temps de charge. Elle se décharge à toute vitesse, dès qu'on la sollicite. Et je dois tenir toute la journée.

J'ai aimé cette métaphore des cuillères. Elle permet d'expliquer la façon dont on doit s'organiser et gérer chaque jour l'incertitude de la maladie. Ce qui est important ici, c'est de comprendre que des activités simples et naturelles peuvent être difficiles pour les personnes qui ont une pathologie chronique. Elles doivent connaître leur pathologie, leurs limites, pour s'organiser autant que possible, et gérer de manière adéquate leurs réserves journalières d'énergie. Le malade chronique est constamment dans *l'adaptation* et *l'apprentissage* de sa pathologie. Il apprend continuellement à vivre avec et aucun jour ne ressemble à un autre.

La maladie sous le prisme de la chronicité

Je ne compte plus le nombre de fois où l'on m'a dit cette phrase : « mais ça ne se voit pas », après que j'ai donné mon CV médical, que ce soit à des soignants, des proches ou des personnes lambda. Cette révélation entraîne la plupart du temps un changement de regard et d'attitude. Mais moi, je n'ai pas changé. Par contre ma maladie invisible devient alors visible et légitime. La chronicité peut provoquer des effets dont les symptômes ne sont pas forcément perceptibles à l'œil nu. Ce qui peut parfois donner une vision déformée de ce qu'est la réalité de la maladie. Bien sûr, ce n'est pas toujours évident de savoir si une personne est atteinte ou non par une maladie chronique. Tout d'abord, ce n'est pas marqué sur notre front, et surtout ce n'est pas qu'une simple maladie. Je dirais plutôt que cela correspond à un état pathologique. Ma maladie chronique est omniprésente dans mon sang par les douleurs et la fatigue qu'elle me cause, et aussi par son impact émotionnel. Seuls mes examens médicaux et mon ressenti peuvent certifier mon état de malade. Pourtant, je LA transporte quotidiennement avec moi depuis des années.

Selon l'angle de vue dans lequel on se place, on voit différemment les choses. Il y a ce que voit l'autre, ce que ressent le malade et ce qui se passe dans son corps. Ainsi, au premier abord, le malade chronique semble bien portant, alors que de son point de vue, c'est tout le contraire. Le « Moi malade » est en décalage avec l'image qu'il devrait refléter. Cela ne se voit pas forcément. Cependant, étant une personne porteuse d'une maladie, je le ressens quotidiennement. Ce que j'appelle le Moi malade, c'est l'ensemble des éléments physiques et émotionnels que peut engendrer la maladie et qui rythment ma vie. C'est la face cachée de l'iceberg, et elle est souvent incomprise.

C'est dans ce contexte que nous avons revisité avec ma sœur le concept des poupées russes, pour l'adapter à la chronicité. Tout est parti de cette fameuse phrase que je réentendais pour la énième fois, et du regard dubitatif de ma nièce ne comprenant pas pourquoi je prends des médicaments tous les jours, alors que je vais bien. Et c'est en voyant jouer Ambre, la petite dernière de mon frère, avec mes poupées russes, que nous avons eu un déclic. Nous avons alors décidé de les utiliser pour illustrer les différents angles de vue de la chronicité, c'est-à-dire ce décalage entre ce qui est vu et ce qui est vécu (figure 1). Même si elle ne se voit pas, une maladie chronique ne s'arrête pas à une poussée. C'est un état général perpétuel que l'on porte tous les jours. Il est propre à chacun, tout en ayant certaines similitudes.

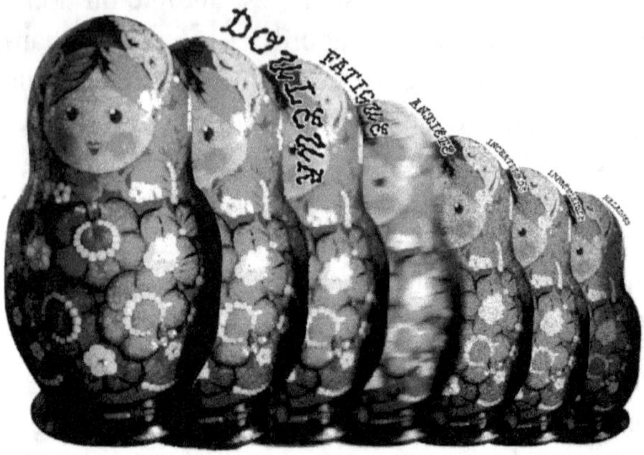

Figure 1 : La maladie chronique sous le prisme de la chronicité

Sous l'angle de vue du malade, au travers de son reflet, ce spectre représente les différentes composantes qui constituent le moi malade. Ce qui donne une idée plus claire de l'impact de ces effets invisibles sur le quotidien.

Ici, ce que l'on ne voit pas, c'est la douleur, la fatigue, l'anxiété, l'incertitude, l'imprévisible et les maladies. Ce sont autant d'états, de situations, que les personnes atteintes de maladies chroniques peuvent porter au quotidien : mais ça ne se voit pas.

Le prisme de ma chronicité regroupe ainsi l'ensemble des symptômes que peut causer la maladie chronique. Chaque poupée gigogne correspond à un état du malade chronique. Le moi malade serait représenté par les poupées intérieures, la plus petite symbolisant la maladie. C'est la plus profonde, et c'est elle qui a un retentissement majeur sur la santé. Elle peut être à l'origine d'incapacités et de dépendances vis-à-vis d'une thérapeutique. Totalement invisible, elle ne peut être identifiée. Elle n'est révélée que lors d'examens spécifiques, et par l'impact de sa symptomatique particulière. La poupée de devant représente ce que voit l'autre. C'est la plupart du temps une personne sans symptômes apparents. Entre ces deux extrêmes au travers des poupées, on retrouve les différents symptômes que la maladie peut provoquer et qu'on ne voit pas à l'œil nu. Ces différents états sont interconnectés, pouvant s'imbriquer l'un dans l'autre, et donc agir les uns sur les autres.

C'est pourquoi l'image des poupées russes m'a fait écho. Par leur fonctionnement, elles permettent de visualiser symboliquement la maladie chronique, qu'il s'agisse des représentations que l'on peut se faire de la chronicité ou de sa réalité quotidienne. Pour une même pathologie, les symptômes sont souvent multiples et leur intensité variable. C'est pourquoi chaque personne développe sa propre maladie et aura son propre spectre. Le mien m'amène à jongler au quotidien avec mes douleurs, ma fatigue, mes incertitudes, mon anxiété et mes maladies. Cela est parfois handicapant. *Et pourtant, ça ne se voit pas.*

Vivre au quotidien avec elle, c'est constamment être dans l'incertitude et l'imprévu. Je ne sais jamais quand elle va réapparaître, elle est toujours présente. La chronicité peut prendre différents visages selon les jours. Et, en fonction de son expression, mon quotidien peut en être affecté ou pas.

ACTE IV

Le poids de la maladie

La directive première : se maintenir en vie

Le jour où je suis tombée malade, j'ai dû apprendre à affronter un nouveau quotidien. En effet, devenir *malade chronique* signifie vivre de nouvelles expériences physiques et psychiques, et apprendre à jongler avec l'incertitude. La maladie m'a fait passer d'un état stable à une instabilité physique (douleur, fatigue, état de forme, changement physique) et émotionnelle (peur, chagrin, soulagement, espoir, colère, culpabilité...). C'est la raison pour laquelle chaque jour est différent et mes actions dépendent de mon état physique et psychique du moment. C'est pourquoi je ne sais jamais réellement de quoi sera fait demain ; je peux me retrouver du jour au lendemain à l'hôpital.

Avec mon lupus, les contraintes physiques sont souvent dues aux différentes atteintes de la maladie et aux effets secondaires des traitements. Mes douleurs articulaires et ma fatigue, en fonction de leur intensité, peuvent devenir handicapantes et engendrer une perte d'autonomie, le temps de la poussée ou de la crise. Les déplacements et gestes du quotidien deviennent alors difficiles à réaliser sans une aide. Du côté psychique, l'éruption cutanée, la chute de cheveux et la prise de poids ont fortement affecté mon estime de soi, en modifiant le regard que je me porte. En fonction de mon état émotionnel, j'arrive plus ou moins à accepter cette situation. Cependant, le plus dur reste l'incertitude. Il est parfois difficile de ne pas pouvoir se projeter, de devoir annuler au dernier moment un rendez-vous, parce qu'un symptôme *surprise* a fait irruption. Cette incertitude du lendemain est un véritable *boulet* que je traîne, et dont je ne peux jamais me débarrasser. J'apprends finalement à composer avec tous ces paramètres : c'est cela vivre avec une maladie chronique.

Ainsi, au-delà des douleurs physiques, la maladie impose également de nouvelles contraintes organisationnelles et sociales. D'ailleurs, la première obligation qui apparaît en même temps que la maladie et qui n'existait pas auparavant, c'est de se maintenir en vie. Pour y arriver, les personnes atteintes de maladies chroniques mettent en place tout au long de leur vie des procédures qui leur sont vitales. Ce sont les actes d'*autosoin* et d'*autosurveillance*. L'autosoin ou le « self-care » consiste à prendre soin de soi, à faire attention à soi en réalisant un ensemble d'actions orientées vers soi ou son environnement, dans l'intérêt de son bien-être. Cet apprentissage à la santé permet de devenir le gestionnaire de ses pathologies et de sa santé. Il s'agit de mettre en place des habitudes de vie qui sont favorables au malade, ainsi qu'à son bien-être ; comme savoir adapter ses doses de médicaments, pratiquer une activité physique adaptée, faire des séances de rééducation, avoir une bonne nutrition, avoir un suivi psychologique si besoin, etc. L'autosoin du malade chronique correspond à une bonne hygiène de vie, couplée à des actes médicaux appris sous le contrôle d'un soignant. C'est une façon d'avoir le pouvoir d'agir sur soi pour prévenir des complications, mais également pour exister en tant que personne et pas uniquement comme une personne malade.

Quant à l'autosurveillance, c'est savoir reconnaître ses symptômes et identifier les situations anormales. D'ailleurs cette autosurveillance m'a permis, au fil du temps, d'en apprendre beaucoup sur mes capacités, sur mes émotions et sur mon corps, puisque rien n'est jamais figé dans le chronique. J'ai ainsi appris à reconnaître le bruit de fond de ma maladie, comparé à celui de la poussée, et à pouvoir alerter les personnes compétentes lors du démarrage d'une nouvelle poussée. Cette disposition à identifier les différents schémas de sa maladie est importante. En effet, toutes les douleurs que je peux avoir ne sont pas forcément dues à une poussée, même si cela reste douloureux et énergivore. J'ai par exemple parfois eu des douleurs articulaires sur les zones préférentielles de mon lupus. Elles sont moins intenses qu'en poussée, plus éphémères, et en général d'intensité régulière. Ce qui n'est pas le cas lors d'une poussée, ou au contraire la douleur monte crescendo, jusqu'à ce qu'elle en devienne insupportable. Mais le plus significatif est que contrairement à la mise en place d'une poussée, ces douleurs ne s'accompagnent pas d'autres symptômes. J'appelle cela du bruit de fond ou des dégâts collatéraux du lupus, comme mon arthrose du genou due à mon poids. La plupart du temps ces douleurs disparaissent comme elles sont apparues. Quoi qu'il en soit, il est fortement conseillé d'en parler à son médecin pour avoir un avis médical. Une douleur, quelle qu'en soit l'intensité, n'est jamais agréable. Ainsi, au cours du temps, je suis devenue une *spécialiste* dans la reconnaissance de certaines symptomatiques de mon lupus.

Aujourd'hui, les ateliers d'éducation thérapeutique permettent aux patients d'acquérir les compétences nécessaires pour développer leur « empowerment », c'est-à-dire le pouvoir d'agir sur soi, autrement dit d'agir sur sa santé. Concernant mon parcours de soins, je n'ai pas eu l'occasion d'en pratiquer. En revanche, grâce à l'accompagnement médical que j'ai eu, à l'expérience, au temps et au cadre familial, j'ai pu acquérir au cours du temps les compétences nécessaires pour développer des stratégies favorables à ma santé et à mon bien-être, tout en développant ma capacité d'agir.

Pathologie chronique et charge mentale

La maladie est un état que l'on n'a pas choisi. Elle transforme notre vie. La personne malade fait tout pour se maintenir en vie et améliorer son quotidien. Le concept du *travail du patient* a été défini dans les années quatre-vingt par le sociologue américain Anselm Strauss[21]. Par la suite, le Pr Catherine Tourette-Turgis, chercheure au Conservatoire national des arts et métiers, fondatrice et directrice de l'Université des patients, a montré que les activités spécifiques que produit le sujet malade pour se maintenir en vie sont un véritable travail. Par l'apprentissage de ces activités, il contribue à l'organisation du travail médical[22] en apprenant à connaître le fonctionnement de sa maladie, mais également à parler un nouveau langage pour comprendre et se faire comprendre par le corps médical ; à réaliser des gestes d'autosoin pour se soigner et se soulager, à prioriser et hiérarchiser ses actions, et à apprendre à ne plus être malade quand on est en rémission. Prendre soin de soi peut alors être perçu comme une tâche à réaliser dans laquelle « le sujet malade a une activité productive : il produit, se développe et se professionnalise », comme le définit le Dr Wittorski[23], chercheur au laboratoire CIVIIC (Centre de recherche

---

[21] Strauss A., Fagerhaugh S. Suczek B., Wiener C. (1982). The work of hospitalized patients. *Soc. Sci. Med.*, 16, 977–986

[22] TOURETTE-TURGIS (C.), THIEVENAZ (J.). La reconnaissance du « travail » des malades : un enjeu pour le champ de l'éducation et de la formation. *Les Sciences de l'éducation - Pour l'Ère nouvelle*, Paris, 2013, 46, 4, 59-75.

[23] WITTORSKI (R.), *Professionnalisation et développement professionnel.* Paris, 2007, L'Harmattan.

interdisciplinaire sur les valeurs, les idées, les identités et les compétences) à l'université de Rouen.

La maladie chronique devient alors un travail pour celui qui la vit. Cela revient à gérer en même temps sa santé, sa vie professionnelle, sa vie sociale et son quotidien. C'est un travail énorme. Lorsque j'ai pris conscience de tout ce travail que nous accomplissons quand on est malade chronique, je me suis demandé à quel moment on se repose. Car être le gestionnaire de sa santé c'est :

– Gérer ses traitements : cela revient à prendre quotidiennement ses médicaments, gérer ses stocks et renouveler ses ordonnances. Mais ça ne s'arrête pas là, il faut anticiper le renouvellement de son stock, pour ne pas se retrouver en rupture de traitement. De plus, suite à la pénurie de certains médicaments, il faut parfois démarcher plusieurs pharmacies pour avoir son médicament. La gestion de son traitement demande donc une bonne coordination, entre la gestion de son stock et le renouvellement de ses ordonnances.

– Gérer ses rendez-vous médicaux : lorsque l'on a plusieurs pathologies, cela peut devenir un véritable casse-tête. Il faut penser à tous les spécialistes que l'on doit voir, trouver des dates et des moments dans la journée, qui impactent parfois sur la vie quotidienne, notamment sur son emploi quand on peut travailler. Croiser son agenda professionnel, personnel et médical n'est pas forcément si simple que cela. Et le nombre de rendez-vous médicaux à prendre n'est pas forcément figé, puisqu'il fluctue potentiellement avec votre état. En outre, un rendez-vous médical est difficilement déplaçable, les temps d'attente pouvant être assez longs.

– Gérer ses ordonnances et ses convocations : les ordonnances étant renouvelables plusieurs fois et les convocations données parfois longtemps en avance, il faut savoir où on les met, pour les retrouver rapidement quand on en a besoin et éviter de les perdre. De toute ma vie de malade, j'ai perdu une seule fois mon ordonnance. C'était l'angoisse totale. Je me suis sentie démunie et sans repères. C'était une sensation étrange, tout n'était plus sous contrôle.

Enfin, en plus de la gestion, il faut également s'adapter à ce nouveau « nous » et aux aléas de la maladie. Cela revient alors à prioriser et hiérarchiser ses actions en fonction de son état, c'est-à-dire gérer les incapacités entraînées par sa maladie (épuisement, mobilité...). Parallèlement à la santé, vient s'ajouter tout ce qui se situe dans la sphère professionnelle, domestique et privée (travail, tâches ménagères, achats, s'occuper des enfants, les invitations, etc.). Finalement, quand on est malade chronique, on ne se repose jamais. En plus de la fatigue due à son état de santé, on doit gérer nos douleurs, nos traitements, nos rendez-vous médicaux, anticiper les déplacements, etc.

Toutes ces petites choses et les pensées qui nous envahissent et mobilisent notre cerveau au quotidien peuvent finalement devenir une charge mentale. Le fait de devoir penser à tout au travers d'une « to do list » mentale liée aux tâches domestiques, parentales, familiales et personnelles, peut saturer le cerveau et le mettre en surcharge. Ce qui entraîne alors l'épuisement du corps. Ce concept a été introduit en 1984 par la sociologue française Monique Haicault. Il est devenu tendance ces dernières années, et se définit essentiellement pour tout ce qui entre dans l'organisation de la sphère domestique : tâches ménagères, rendez-vous, achats, soins aux enfants, etc., selon la chercheuse Nicole Brais (université de Laval, Québec). Aujourd'hui, on commence également à en parler pour la sphère professionnelle. En revanche, la notion de charge mentale n'est pas encore réellement abordée dans la maladie chronique (figure 2).

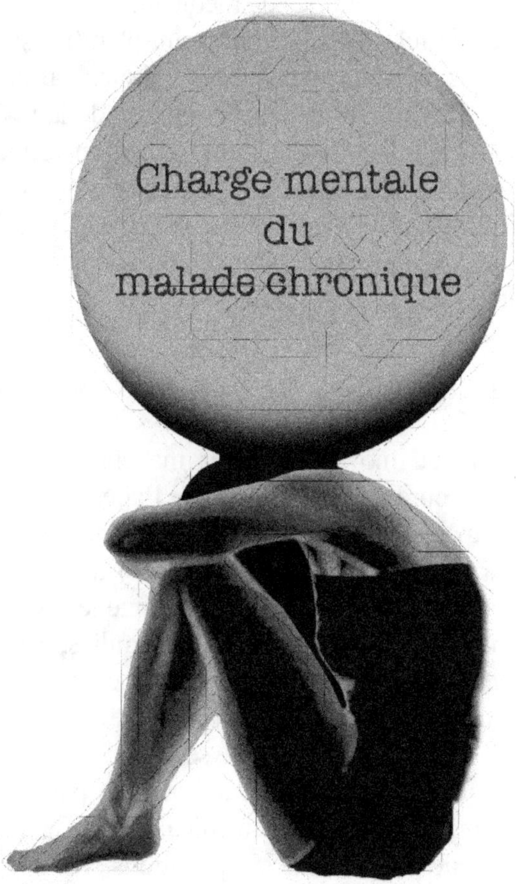

Figure 2 : La charge mentale du malade chronique

C'est une réalité dont on parle peu. Pourtant, se maintenir en vie est une activité très chronophage pour une personne atteinte de maladie chronique. Il faut savoir que le malade chronique doit s'organiser et penser à tout, pour gérer correctement sa santé[24] (prendre ses traitements, surveiller le

[24] Baptiste Beaulieu (médecin et romancier français) - France inter lundi 1er mars 2021.

stock, faire face aux pénuries de médicaments, renouveler ses ordonnances, faire ses actes d'autosoin, planifier ses rendez-vous médicaux, gérer les incapacités induites par la maladie, ainsi que les incertitudes liées à l'évolution de la maladie) en plus de son quotidien. Toutes ces tâches spécifiques qu'il exécute sont vitales, et nécessitent par conséquent une mobilisation du cerveau qui est permanente. C'est donc une double peine pour le patient. Il a une fatigue supplémentaire, qui s'ajoute à celle de la maladie.

Mon joker santé

J'ai trouvé un moyen d'alléger ma charge mentale, en créant mon propre agenda. En effet, l'agenda classique ne répondait plus à mes besoins spécifiques, notamment dans le suivi de ma chronicité et de ma santé. Les agendas tiennent, en général, compte de votre vie professionnelle. Actuellement, on voit apparaître des agendas pour les familles, dans lesquels il y a aussi l'intégration de la sphère domestique. Mais, rien n'a été fait concernant la sphère médicale, et plus précisément la maladie chronique. Alors, on se balade avec différents documents qui permettent d'identifier notre pathologie : des journaux quotidiens, des suivis médicaux, etc. La technologie a permis la genèse de certaines applications. Toutefois, tout le monde n'est pas forcément connecté, et cela ne permet pas d'avoir une vue d'ensemble en un coup d'œil.

J'ai donc décidé de mettre fin aux post-it, to do list, carnets de suivi de certains soins et autres notes éparpillées, en m'inspirant du principe du « bullet journal ». J'ai créé mon propre carnet de bord. Le « bullet journal » est un système d'organisation simple et personnalisable, inventé par Ryder

---

https://www.radiofrance.fr/franceinter/podcasts/alors-voila/les-malades-chroniques-souffrent-souvent-d-une-charge-mentale-supplementaire-1121467

Carroll. C'est une méthode qui compile vos objectifs, vos plannings, vos notes, et pense-bêtes. Cette méthode repose sur le principe de la « to do list ». Vous créez des rubriques avec vos objectifs. Puis, vous établissez une liste des choses à faire, avec une stratégie pour les atteindre. J'ai ainsi revisité ce système en l'adaptant au *care*. J'ai conçu un agenda dans lequel j'ai regroupé mes trois vies : professionnelle, sociale et médicale. C'est le *Bujo Care*.

Mon Bujo Care me permet en un coup d'œil d'identifier mes différents rendez-vous prévus dans mes différentes sphères, d'avoir une observance sur mon état de santé. Il me permet également de disposer de petits « trucs et astuces », pour alléger le poids de la maladie. La création de cet *agenda santé* m'a permis d'être plus zen lors de mes consultations. Je n'ai plus l'impression de passer le grand oral grâce à mes *sèches*. J'y notifie tout changement d'état : hospitalisation et arrêt maladie. Par ailleurs, j'y ai mis un bref historique de mon histoire médicale. Il centralise ainsi un minimum d'informations, nécessaires aux interrogatoires médicaux. Ce système d'organisation me permet de rassembler en un seul endroit toutes les informations qui sont nécessaires pour m'organiser au quotidien, sans me disperser. Je peux ainsi avancer étape par étape, dans la réalisation de mes projets. Bien plus qu'un simple agenda, il participe aussi à mon développement personnel. Dans ce sens, trouver de petites astuces et créer certaines habitudes m'ont permis de rester dans une dynamique d'évolution pour améliorer mon quotidien.

La face cachée de mon lupus

La gestion des maladies chroniques est complexe. Contrairement aux maladies aiguës, leur chronicité se manifeste par l'alternance de périodes critiques et de périodes de stabilité ; par l'imprévisibilité de leur évolution et du sens de cette évolution[25]. Nous savons qu'une maladie chronique n'est pas forcément détectable, si la personne concernée n'en parle pas. Et pourtant, les troubles dont elle souffre sont bien présents, et ne sont pas sans conséquences sur son quotidien.

La chronicité impacte à la fois sur :

– la maladie : par les symptômes qu'elle provoque comme les douleurs articulaires, la fatigabilité, la manière dont elle évolue, etc.

– les capacités d'adaptation : aucune journée ne se ressemble, on est dans la gestion quotidienne de nos maux. Ce qui nécessite une constante mise en place de stratégies d'adaptation, favorables à sa santé et en fonction du moment, c'est-à-dire de l'état de santé dans lequel on se trouve. Être malade chronique, ce n'est pas seulement subir les choses. C'est aussi agir sur soi, prendre soin de soi pour rester dans une norme de santé qui nous soit favorable.

– les interactions avec les autres : la méconnaissance de la chronicité par la société peut devenir stigmatisante et culpabilisante pour celle ou celui qui en souffre, du fait de ses contraintes de santé. En effet, le mode de fonctionnement de la chronicité amène des contraintes organisationnelles nécessaires au maintien de sa santé (consultations, hospitalisations, examens médicaux, prises de sang, hôpital du jour, absences de dernière minute parce que l'on ne se sent pas bien, etc.), qui peuvent être perçues négativement par autrui, du fait de leur impact sur les relations humaines ; qu'elles soient d'ordre privé ou socioprofessionnel.

Mon lupus se fait principalement ressentir *par des symptômes, des sensations et des ressentis qui ne se voient pas*. En parallèle, comme maladie chronique, il nécessite la

---

[25] Waser, Anne-Marie *et al.* « Maladies chroniques, handicap et gestion des situations de travail », *Sciences sociales et santé*, vol. 32, nº 4, 2014, pp. 79-106.

mise en place d'activités spécifiques pour le maintien de ma santé. En ce sens, la théorie de l'iceberg reflète assez bien cette situation (figure 3).

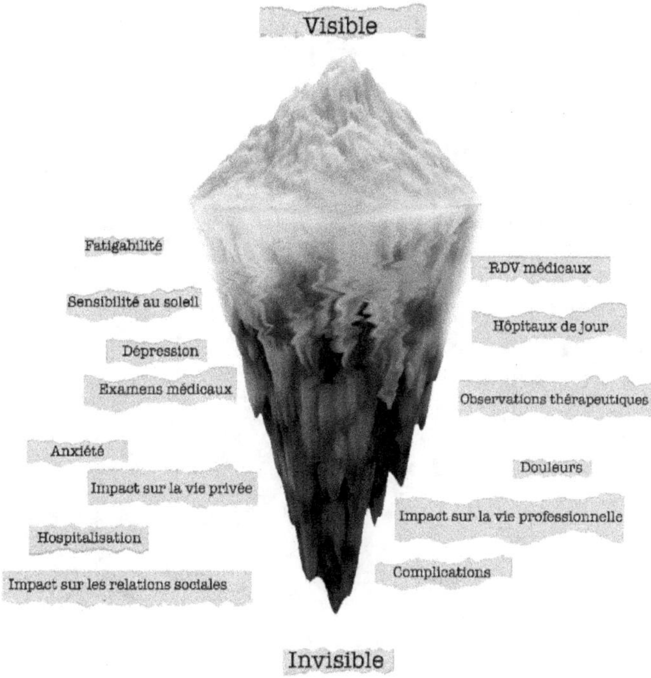

Figure 3 : La face cachée du lupus

Gladys Mbemba (Patiente Experte) & Nelly Mbemba (Aidante) - Inspirée de la théorie de l'Iceberg

Notons que vivre avec une maladie chronique est en substance très énergivore. En dehors de la symptomatique propre à chaque pathologie chronique, ce schéma s'adapte non pas à une pathologie chronique, mais de façon générale à la vie avec la chronicité. Cette dernière amène une nouvelle norme de vie, régie par les traitements, les maux et les incertitudes.

ACTE V

La fine équipe

Le lupus c'est comme le lait sur le feu. Il faut le surveiller pour qu'il ne déborde pas.

Placer sous haute surveillance

Suite aux multiples atteintes de mon lupus, je suis amenée au quotidien à consulter différents spécialistes. C'est pourquoi je vois régulièrement un cardiologue pour mon hypertension, un pneumologue pour mes poumons et mon asthme, une nutritionniste pour mes problèmes de poids et un immunologiste pour mon lupus. Ce dernier spécialiste connaît bien MON lupus. Il surveille son évolution et contrôle l'efficacité des traitements que je prends. Ce suivi médical est important pour détecter les poussées, adapter le traitement de fond, et déceler les nouvelles atteintes d'organes ou d'autres complications. Il est à la fois clinique, biologique et psychique. En conséquence, le rythme des consultations est dépendant de l'état de santé dans lequel je suis, ainsi que de l'évolution de la maladie.

Le spécialiste du lupus est très important. Il doit être très réactif face à tous nouveaux problèmes médicaux : en vérifier l'origine et savoir si c'est une poussée, une complication, des effets indésirables du traitement ou un tout nouveau problème.

Cette réactivité lui permet de rapidement adapter la prise en charge, et de déclencher un traitement d'attaque en cas de besoin. Concernant la coordination de mes soins, c'est également lui qui m'envoie voir d'autres médecins spécialistes en fonction de mes atteintes. C'est un médecin qui va vous suivre sur du très long terme. Il finit donc par vous connaître, de même que votre pathologie. Pour ma part, quatre qualités lui sont primordiales : l'écoute active, la confiance, la réactivité et la bienveillance.

Ma maladie n'ayant pas de spécificité d'organes et pouvant en atteindre plusieurs, je suis suivie dans un service de médecine interne[26]. C'est une spécialité qui reste encore peu connue du public, à l'inverse d'autres spécialités médicales qui soignent un organe. Elle s'intéresse à l'état de santé du patient dans sa globalité : physique, psychologique et sociale. Autrement dit, si le cardiologue s'occupe des maladies du cœur, le pneumologue des poumons, la médecine interne est la spécialiste des diagnostics complexes, et des prises en charge *délicates* comme les pathologies multiples ou rares. Les médecins qui travaillent dans ces services sont des experts dans l'identification de pathologies, qui peuvent être auto-immunes, génétiques ou infectieuses. C'est une médecine qui se situe en relais de la médecine générale et de la médecine spécialisée d'organes. Par son approche globale, elle est la plus outillée pour identifier et proposer un traitement, pour des maladies touchant simultanément plusieurs organes. Ainsi, une fois que le diagnostic est posé, elle assure une prise en charge transversale, en hiérarchisant les priorités entre les différents problèmes médicaux.

---

[26] Société nationale française de médecine interne. Qu'est-ce que la médecine interne ?
http://www.snfmi.org/content/quest-ce-que-la-médecine-interne

Communiquer, c'est anticiper

Maladie pleine de surprise, un lupus peut être difficile à contrôler..., mais pas impossible. Comme toutes les pathologies chroniques, en suivant un traitement adapté, sa progression peut être ralentie, voire arrêtée. Il est alors mis en *stand-by*.

Néanmoins, tel un animal *sauvage*, il reste toujours à l'affût et attend le bon moment pour se manifester de nouveau. Il faut donc apprendre à le dompter. Trente-sept années de vie commune avec mon lupus m'ont permis de mieux le connaître, d'accumuler au fil du temps un certain nombre d'informations sur ma pathologie, sur le fonctionnement de mon corps et le milieu hospitalier. Toutes ces données que j'ai acquises m'ont appris à mieux anticiper l'imprévisibilité de cette maladie, à m'impliquer activement dans la prise en charge de ma santé, afin de la préserver et pouvoir échanger efficacement avec mon médecin. C'est ainsi que j'ai réussi, au fil des années, à prendre davantage en charge ma santé. Cela m'a permis d'établir une alliance thérapeutique plus efficace contre la maladie, tout en étant moins stressante.

Je suis devenue aujourd'hui, une véritable *sentinelle* spécialisée dans la reconnaissance de MA *symptomatique lupique*. C'est grâce à ce savoir et à l'expérience que j'ai développée au cours du temps, que je peux détecter certains signes avant-coureurs de la poussée. Mon intuition me permet ainsi de savoir quand il y a un *truc* anormal qui se passe en moi. En effet, bien que cette pathologie soit définie par des tableaux cliniques, ils ne définissent pas la manière dont elle évolue chez les patients. Chacun a son histoire de vie et a sa propre version de la maladie. Le patient est dans le ressenti, alors que le médecin se fonde sur des modèles biomédicaux. Parfois, l'expérience subjective du patient ne coïncide pas avec le modèle biomédical pressenti par le médecin. Dès lors, chaque symptôme, chaque douleur, mal-être ressenti par le patient, devra être décodé en maladie par le médecin. C'est à ce moment-là que commence la campagne de recherche.

À travers les *MOTS* du patient, le médecin va devoir mettre des *MAUX* pour trouver l'origine des symptômes. Cela passe avant tout par une écoute active du patient. Puis, il va se transformer en *inspecteur Columbo* et mener son *enquête*. Avant de commencer à vous soigner, il va d'abord chercher à savoir qu'elle est la nature de vos douleurs, leur intensité ; depuis quand durent-elles, à quelle période sont-elles apparues, leur localisation... Bref, tout ce qui pourra l'aider à dresser la carte d'identité de vos maux. Puis, il va « enquêter » sur votre vie passée et présente, pour comprendre vos habitudes et faire des liens de causalité. Ce temps de questions/réponses est important pour comprendre ce qui se passe chez le patient. La connaissance apportée par le patient donne au médecin les cartes dont il a besoin pour poser un diagnostic, suivre la progression de la maladie et mettre en place le traitement adéquat. Ainsi, le partage de ces deux savoirs, le *savoir expérientiel* du patient et le *savoir-faire* du médecin, favorise la mise en place d'une bonne coordination des soins. Cependant, au début et au bout du compte, la nécessité pour le patient, c'est d'avoir un suivi qui lui soit adapté, et qui lui permette de maintenir au mieux sa santé.

Le cercle de confiance : le patient, la maladie, les soignants

Le partenariat patient/médecin prend alors toute son importance. Il met face à face deux experts : un expert médical, et un autre dans la compréhension de son corps. Grâce à la combinaison de ces deux savoirs, il est possible d'identifier les premiers signes d'une rechute et d'agir en conséquence, même si on n'a pas encore l'air malade. La plupart du temps, les symptômes ne deviennent visibles que lorsque la crise est là. Entre l'installation de la crise et son explosion, seul le ressenti du patient peut alerter le médecin.

Quand celui-ci la décèle, c'est que la crise est souvent déjà dans un état assez avancé. C'est pourquoi une de mes attentes comme patiente est que le médecin me prenne au sérieux quand j'émets une alerte, même si d'un point de vue médical, les symptômes que j'évoque défient la logique. Par exemple, je peux avoir de la fièvre le matin, me sentir bien le reste de la journée. Je peux aussi ressentir des douleurs tournantes aux articulations, ou l'apparition subite de nouvelles douleurs non identifiées. Mon expérience de lupique m'a appris à me fier à mon instinct, lorsque physiologiquement, il se passe des choses qui ne sont pas forcément encore visibles. C'est une des raisons pour laquelle ce *partenariat avec* son médecin doit être optimal et de confiance.

Cette confiance s'acquiert au fil du temps, grâce à une *écoute active* de son médecin. Il apprend à connaître vos réactions, à anticiper sur vos interrogations en vous posant les bonnes questions, afin de pouvoir faire un diagnostic rapide et adapter la bonne thérapeutique. Il s'adresse à VOUS et pas uniquement à votre pathologie. Il utilise des termes simples pour rendre une information compréhensible. Le jargon, c'est bien, mais entre spécialistes. Moi, j'ai juste besoin de comprendre ce que j'ai, ce que ça me fait, la façon dont la maladie évolue et le traitement à suivre. Ainsi, le plus important, c'est qu'il vous traite comme une personne. Il vous voit dans votre globalité et ne vous réduit pas à une simple pathologie, un simple cas d'étude. Avant d'être une « lupique », je suis avant tout une personne avec une histoire de vie dans laquelle j'évolue. J'ai des interactions socioprofessionnelles, des projets qui peuvent avoir des conséquences sur mon lupus. J'ai de temps en temps besoin de parler de ce que je ressens, de ma cohabitation avec la maladie. Mon corps ne peut donc pas être réduit à sa simple dimension biologique. Pourtant, certains soignants font abstraction de notre existence. Ils nous considèrent uniquement comme un numéro de dossier, une maladie à traiter. Lorsque c'est le cas, le dialogue entre patient et soignant devient inexistant.

L'objectif de cet accompagnement est de maintenir la maladie sous contrôle, de nous apprendre à vivre avec elle, en devenant acteur et actrice de notre santé afin d'améliorer notre quotidien. Il s'agit d'apprendre à gérer les douleurs physiques ou incapacités physiques que peut causer la maladie, tout en faisant attention à soi, à son bien-être ; en adoptant des comportements qui favorisent la santé. C'est le *Selfcare*. Pour le malade chronique, dont la santé est déjà précaire, cela revient à trouver un état d'équilibre qui lui permet de se maintenir dans le meilleur état de santé possible, afin de vivre le quotidien plus sereinement et de reprendre le contrôle de sa santé. L'horizon n'est pas la guérison pour les personnes atteintes de maladie chronique. Mais peut-être celui de mener une vie aussi *normale* que possible, en ayant conscience de ses fragilités.

La santé n'est d'ailleurs pas uniquement liée à l'absence de maladie. Selon l'Organisation mondiale de la santé, elle se définit comme « un état de complet bien-être physique, psychologique et social, et ne consiste pas seulement en une absence de maladie ou d'infirmité ». La santé est donc un état subjectif propre à chacun. En me fondant sur cette définition, j'ai pu constater que la dimension psychologique (l'esprit) a autant d'importance que la dimension physique (le corps). Être en bonne santé, revient de ce fait à maintenir un état de bien-être dans lequel on peut se réaliser.

Personnellement, je me sens bien quand je le suis physiquement, voire professionnellement. Dans ces moments-là, mon équilibre est bon. J'apprécie toutes ces petites victoires quotidiennes que je suis capable de gagner en termes de santé, de bien-être et au niveau professionnel. Je ne dirai pas que je suis en bonne santé, car ce n'est pas le cas. Mais, je peux avancer que j'ai la santé. Cependant, la santé mentale, la souffrance et la maladie ne sont pas des états figés dans le temps. Ils se modifient en fonction des événements de vie de chacun. De ce fait, selon la phase de la maladie, calme ou active, douloureuse ou pas, ma perception de la santé n'est pas la même. En période de poussée, je peux me sentir plus fragilisée physiquement et psychologiquement ; alors qu'en rémission, je reprends du *poil de la bête*. Ma santé physique et psychique est constamment mise au défi. Elles peuvent fluctuer en fonction des douleurs que je ressens, de mon stress, de mes incompréhensions face à la maladie, des traitements, de l'entourage, etc.

Cet équilibre peut facilement être déstabilisé par toutes ces incertitudes. C'est pourquoi il est utile de disposer d'un soutien adéquat, qu'il soit d'ordre familial, psychologique ou autre. La finalité est de conserver un état d'équilibre. Pour l'atteindre, il faut se connaître, prendre en compte sa pathologie et apprendre à faire des consensus, pour mieux l'apprivoiser dans la mesure où la chronicité demande sans cesse des adaptations. Elle fragilise la personne atteinte, en lui imposant des limites qu'elle n'avait pas avant son arrivée. Il faut alors déconstruire certaines facettes de sa vie d'avant, pour en reconstruire des nouvelles plus adaptées à sa vie présente. Cela peut engendrer un sentiment de culpabilité, de déni ou de crainte. Il faut aussi parfois apprendre à affronter le regard des autres, mais également celui que l'on porte sur soi. Connaître ses nouvelles limites, les points forts et les points faibles de sa pathologie, nous permet d'être à la fois plus en phase avec ce nouveau soi et d'apprivoiser ce nouveau corps qui est moins performant. Comprendre sa maladie, c'est pouvoir mieux s'accorder avec elle, pour mieux la vivre.

L'état d'équilibre

L'état d'équilibre est un compromis entre le malade et sa maladie. C'est la possibilité de maintenir un état de bien-être, dans lequel le malade pourra se réaliser, sans se laisser guider par la maladie. Bien évidemment, on ne peut pas la faire disparaître. En revanche, on peut potentiellement changer l'impact qu'elle a sur notre vie.

Comprendre, Apprendre, Entreprendre et Faire acte de Résilience, nous aide à sortir de notre vulnérabilité (figure 4) et à devenir l'acteur principal de notre santé. C'est retrouver la sensation de recontrôler sa vie et ne plus se sentir totalement dépendant de sa maladie. C'est de cette manière que j'ai pu atteindre mon état d'équilibre.

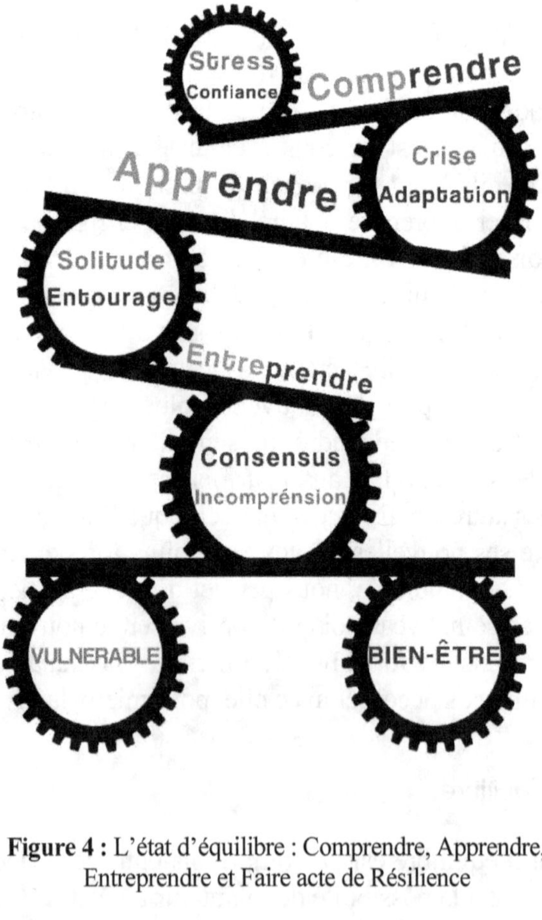

Figure 4 : L'état d'équilibre : Comprendre, Apprendre, Entreprendre et Faire acte de Résilience

L'état d'équilibre est un consensus entre le malade et sa maladie afin de maintenir un état de bien-être dans lequel il pourra se réaliser, sans se laisser guider par celle-ci. Pour atteindre cet état d'équilibre, il faut apprendre à se connaître. Il s'agit aussi d'identifier les différentes étapes de la maladie, de faire des concessions entre ce qui favorise le bien-être et la santé, de s'adapter à son état du moment, tout en tenant compte de ses vulnérabilités.

J'ai appris à faire des compromis avec ma maladie et à ne plus la laisser m'envahir. Je suis à l'écoute de mon corps, de ses alertes. Je me recentre sur l'essentiel en prenant soin de moi, tout en profitant des petits moments de la vie : c'est l'adaptation. Cet état d'esprit m'a aidée à reprendre progressivement confiance en moi. J'essaie d'être positive, en évitant tout ce qui peut me mettre un coup au moral ou induire du stress. Ce n'est pas toujours facile à faire, mais pas impossible. Ensuite, le plus important est de m'entourer de personnes bienveillantes.

Étant donné le mode de fonctionnement de la chronicité, le médecin se retrouve parfois à gérer des urgences. Il doit alors être réactif, tout en s'adaptant à la crise, car chaque poussée est différente. Dans ce contexte, la communication interactive avec le patient est fondamentale dans la prise en charge du patient. Elle favorise la mise en place d'une relation thérapeutique efficace entre le soignant et le soigné, basée sur des *compétences* partagées. Elle permet ainsi de réagir rapidement et efficacement aux crises, et au patient d'adhérer plus facilement à son traitement et d'améliorer son suivi à long terme. Ce partenariat a plusieurs fois contribué à me sauver la vie, en étant prise en charge à temps avec le bon traitement. Selon moi, l'un ne peut pas marcher sans l'autre. La dimension humaine impacte fortement dans ce processus, et la thérapeutique est indispensable au maintien de la santé.

Dans cette relation interpersonnelle, la confiance donnée par le patient appelle une réciprocité de la part du soignant, même si la relation n'en reste pas moins asymétrique. La finalité est d'intégrer le patient comme partenaire d'un projet thérapeutique, mis en place pour améliorer sa qualité de vie, et par extension l'aider à trouver SON état d'équilibre. Cette relation de confiance entre les différents protagonistes est une relation évolutive qui s'adapte tout au long du suivi. Si l'on devait résumer ce partenariat en quelques mots, je dirais : « confiance, bienveillance, écoute active et adaptation ».

La résilience familiale

L'annonce d'une maladie chronique, en plus d'affecter la vie des personnes malades, peut également influer sur celle de leurs proches. En effet, par leur chronicité, les maladies au long cours demandent parfois une nouvelle organisation familiale. Ce qui oblige la famille à s'adapter à une expérience qui ne peut quasiment pas se partager, et à des impératifs de soins en tant qu'aidants. Elle peut alors impacter sur l'équilibre familial. Car, en plus d'avoir toute l'attention du monde médical focalisée par la maladie, elle capte aussi l'attention de l'entourage. C'est pourquoi il va donc falloir *accepter* ce nouveau statut de malade, c'est-à-dire le fait de ne plus pouvoir faire certaines choses comme avant, et de vivre avec de nouvelles inquiétudes liées à la maladie (les effets du traitement, la vie de demain, etc.).

En ce qui me concerne, mes proches ont toujours été impliqués dans l'histoire de ma maladie. Je n'ai pas une idée exacte de la place qu'elle prend au quotidien vis-à-vis d'eux. Je pense cependant que cette place est évolutive et dépend des phases dans lesquelles je me trouve. Ainsi, elle est envahissante quand je suis en crise, et quasi inexistante lorsque je suis dans mon état d'équilibre. Par ailleurs, les réflexes acquis au fur et à mesure du temps font que mes proches sont devenus par la force des choses les *gardiens* de ma santé. Il faut dire que mon lupus a fait une entrée fracassante dans ma vie. Il est arrivé sans prévenir, en m'attaquant à petit feu avec des symptômes d'infection classique (fièvre, angine). Personne à ce moment-là ne se doutait de ce qui se passait, jusqu'à l'aggravation rapide de mon état général. J'enchaînais les symptômes les uns après les autres : perte de poids, vomissements, douleurs articulaires ; un final explosif avec les éruptions cutanées et l'atteinte rénale. Cela s'est produit en l'espace d'une dizaine de jours.

Durant cette période, j'ai perdu peu à peu mon autonomie. Mes articulations étaient tellement douloureuses que je ne pouvais pas me déplacer sans pleurer. Au vu de mon état, ma mère s'occupait de moi à plein temps, en plus de ma petite sœur de six mois. Je ne pouvais plus réaliser seule les gestes du quotidien, comme prendre ma douche, manger ou marcher. À l'époque, nous n'avions pas de voiture et l'on devait se déplacer à pied pour aller voir le médecin, ou faire des examens. C'était un vrai calvaire. J'avais l'impression que ces déplacements étaient interminables. D'ailleurs, je me rappelle ce jour où nous avions été au dispensaire pour une prise de sang. Ce déplacement avait été d'une souffrance intolérable pour la petite fille que j'étais. Chaque pas pour y aller était un supplice. Malgré toutes ces années passées, j'ai encore cette douleur qui résonne en moi. Je me revois en larmes, remontant la pente de chez moi en tentant de marcher. Maman me réconfortait, en me portant à moitié pour me soulager. C'était ma béquille.

Mais le plus dur, c'est d'avoir mal sans savoir pourquoi. On ignore d'où cela vient, quand ça va s'arrêter, et comment l'empêcher. Quant à mon entourage, il s'est retrouvé démuni face à ces douleurs que je ressentais. Il me réconfortait tout en ignorant réellement comment faire. Le temps semble interminable dans ces moments-là. Avec le recul, je dirais que c'est vraiment un temps de souffrance physique et mentale.

C'est comme si j'étais emprisonnée avec mes souffrances dans *une bulle temporelle*. Plus rien d'autre n'existait que ces douleurs qui ne s'arrêtent pas. D'ailleurs, la libération de cet état n'a lieu que lorsque le diagnostic est posé. Cela permet de libérer cette tension mentale, il ne reste alors que la douleur à soigner. En effet, de façon générale, dès qu'un nom a été mis à mes douleurs et plus généralement à mes maux, cela a véritablement été libérateur. J'ai eu presque l'impression d'être guérie. Car, je sais qu'à partir de ce moment, les douleurs vont bientôt s'arrêter. J'imagine que cette tension mentale due à cette attente interminable entre le déclenchement des douleurs et la mise en place des soins peut également être ressentie par les aidants. C'est d'ailleurs dans ces moments-là que je remercie la force de ma famille. Malgré l'état maladif dans lequel j'ai pu être, ils ne m'ont en aucune manière montré leur inquiétude, au contraire, ils m'ont toujours incitée à combattre la maladie, à ne pas me laisser aller.

Ensuite est venue l'hospitalisation. Pendant une dizaine de jours, j'ai eu droit à l'enquête médicale avant que le verdict ne tombe. À partir du moment où j'ai été hospitalisée, j'étais en état de demi-conscience pendant les quinze premiers jours de mon hospitalisation. Durant ce temps, maman était toujours présente et rassurante, je sentais sa présence. Puis on a trouvé ce que j'avais, et le traitement a été mis en place. Au sortir de la réanimation, j'allais mieux et j'ai repris du poil de la bête durant mon séjour en pédiatrie. Mes parents n'ont jamais manqué un jour d'hôpital. Maman était là pour mon repas de midi jusqu'au soir. Elle avait dû réorganiser son temps entre ma petite sœur, mon petit frère et moi, sachant que cet été 1987, je l'ai monopolisée à plus de 80 %. Quand elle travaillait, elle passait me voir après le travail, parfois avant d'y aller et le soir en revenant. Ma maladie était désormais incluse dans son emploi du temps. En 1987, les absences ou les congés pour enfants malades n'existaient pas. En effet, ils ont été mis en place par le décret n° 95-1009 du 12 septembre 1995. Depuis le 17 décembre 2021, les parents qui apprennent que leur enfant souffre d'une pathologie chronique ou d'un cancer peuvent dorénavant bénéficier d'un congé spécifique d'une durée de deux jours. Une loi promulguée le 18 décembre 2021 au Journal officiel prévoit les premières modalités de cette mesure (loi n° 2021-1678 du 17 décembre 2021 ; au 5° de l'article L. 3142-1 et au 6° de l'article L. 3142-4 du Code du travail). C'est une avancée, même s'il y a encore beaucoup à faire. La présence parentale est très importante, voire thérapeutique. Elle m'a empêché plus d'une fois de sombrer dans la dépression ; m'a rassurée quand j'étais hospitalisée. C'est finalement le rôle qu'avait indirectement Manuella lors de ma première hospitalisation en pédiatrie. Manuella était une aide-soignante du service de pédiatrie de l'hôpital du Kremlin-Bicêtre. C'était la seule personne parmi les soignants qui arrivait à nous calmer, nous les enfants malades, quand on avait de *gros chagrins*. C'était un peu comme une *mère de substitution.*

La maladie chronique, c'est pour la vie tout comme son accompagnement. En effet, même si l'on n'est pas en crise, la maladie est toujours présente et demande parfois la mise en place d'actes de soin en continu. Dans mon cas, en dehors de la prise de médicaments qui reste très visible, elle était constamment présente à la maison. Ayant à l'époque un régime alimentaire particulier à suivre, maman a dû s'adapter et réorganiser les repas. Elle préparait deux repas : celui pour la famille et le mien. Elle cherchait sans cesse de nouvelles recettes pour *colorer* mon quotidien. Étant mineure, elle s'est organisée pour m'accompagner à mes rendez-vous médicaux. Elle gérait mes ordonnances et le stock de mes médicaments. Quand le lupus revenait, mes parents m'emmenaient aux urgences. J'étais au centre de cette nouvelle organisation familiale. Ce qui peut également avoir un impact au niveau des rôles de chacun au sein de la famille. Autant que je m'en souvienne, ma petite sœur a toujours veillé sur moi quand j'étais en crise. Elle devenait alors la *grande petite sœur*, même si j'étais l'aînée. Et jusqu'à aujourd'hui, elle surveille l'évolution de mon lupus et me *materne*. Le lupus chez moi n'est plus la pathologie d'un individu. C'est devenu une pathologie familiale. Tout le monde le connaît et se trouve indirectement impacté.

Bien que mon papa et mon frère soient plus discrets, ils ont toujours été là dans les moments difficiles. Ils attendaient les secours avec moi, quand je devais être transportée d'urgence à l'hôpital. De plus, papa m'a toujours incité à aller de l'avant. Il a été un véritable *coach* au niveau de mes études et de mon travail. Il m'a toujours prodigué de bons conseils. Grâce à lui, j'ai pu faire de longues études en formation continue, en suivant les enseignements de l'École pratique des hautes études qui pouvaient s'adapter à ma chronicité. Je remercie mes parents de n'avoir jamais douté de moi, contrairement à moi. Ma famille sait à chaque fois trouver les bons mots, pour me motiver et me rassurer.

Que ce soit au cours de mon enfance ou à l'âge adulte, cette organisation n'a pas réellement changé. J'ai d'ailleurs construit ma vie d'adulte en m'appuyant sur celle-ci, c'est-à-dire en choisissant par exemple d'habiter à proximité de mes parents, et de l'hôpital dans lequel je suis suivie. En effet, une de mes hantises en vivant seule est de me retrouver seule face à une poussée qui me ferait perdre mon autonomie suite aux douleurs et à la fatigue qu'elle peut engendrer. Ce sont mes parents qui m'aident dans ces moments difficiles. Ils m'amènent aux urgences quand le lupus se réveille. C'est chez eux que je fais mes convalescences. Depuis une dizaine d'années, ma sœur et mon frère ont pris ce relais. Cela s'est fait naturellement. Ma famille est à la fois ma *béquille* et mon *médicament*.

Ma mère et ma sœur sont les deux personnes qui connaissent bien mon lupus. Elles sont capables de retranscrire ce que je ressens, le type de douleur que j'ai, l'histoire de ma pathologie si j'étais dans l'incapacité de le faire. Être avec ma famille me rassure, elle est mon repère. Aujourd'hui, je ne saurai pas comment faire sans elle. Grâce à cette organisation, j'ai pu résister et encaisser les différentes attaques de la maladie, aussi sévères qu'elles aient pu être. Mon objectif est de ne jamais baisser les bras face à elle, de poursuivre mon chemin de vie. C'est ce que je fais et que je continue de faire. Avoir une maladie chronique est un combat quotidien pour lequel je suis bien soutenue. Les soignants m'ont appris à me maintenir en vie, et ma famille à vivre avec la maladie.

ACTE VI

Le paradoxe du malade

Il faut regarder au-delà du visible pour soigner

Les apparences sont parfois trompeuses

En plus d'être *contraignante*, la maladie chronique peut également être *culpabilisante*. En effet, par son invisibilité, je me sens souvent obligée de justifier au quotidien de mon état de santé auprès de mes proches, des collègues, alors que ce n'est pas une obligation. Le pire, c'est lorsque je dois me justifier auprès de certains médecins qui semblent avoir survolé mon dossier, sans tenir compte de ma parole. J'ai alors l'impression que je dois leur prouver que je suis bien malade. C'est notamment ce que je ressens à chaque fois que je suis au début d'une poussée, le moment où la maladie revient, et s'installe sans avoir encore sorti toute sa panoplie de signes. Durant cette période, si je n'ai pas d'examens biologiques, le seul indicateur qui permet de savoir si je suis dans cette phase de poussée est mon ressenti. En général, quand c'est le cas, je suis entre deux états. Mes symptômes ne répondent pas aux critères attendus du lupus. Ils semblent correspondre à des critères qui restent encore trop généraux pour en déduire que je suis en train de faire une poussée lupique. Je ne me sens pas très bien et je ne suis pas au plus mal (pas encore). En revanche, je sais que si l'on ne fait pas quelque chose, ça ne va pas s'améliorer.

Cet état dans lequel je suis dans un *entre-deux* peut être difficile à identifier pour le soignant quand on a un lupus. C'est un « grand imitateur » de maladies. Grâce à son large éventail de symptômes, il peut produire des effets semblables à d'autres maladies. Par exemple, j'ai déjà eu des poussées dont les premiers symptômes pouvaient faire penser à une grippe, alors que j'amorçais ma poussée lupique. J'avais de la fièvre, des douleurs articulaires, des maux de tête et une fatigue intense. La différence avec la grippe, c'est que dans mon cas ces symptômes persistaient dans le temps. Si le lupus n'exprime pas certains signes spécifiques de la maladie comme son érythème en masque de loup, son diagnostic devient compliqué. J'ai également appris de mes années de cohabitation que le lupus est un grand joueur. Il aime brouiller les pistes en jonglant avec ses symptômes. Il les fait aller et venir sans prévenir, ou en fait apparaître des nouveaux. On ne sait jamais ce qu'il va faire, et sur quoi l'on va tomber. Ce qui peut parfois aussi compliquer le diagnostic. D'où l'importance de connaître SON lupus. Cependant, bien qu'il soit imprévisible et sournois, quand il s'est présenté une fois à vous, VOUS ne pouvez plus passer à côté.

C'est pourquoi son invisibilité et ses espiègleries m'amènent souvent à justifier de mon état de début de crise ou de malade auprès de certains médecins, puisque je n'ai pas forcément l'air d'être malade. Dans mon cas, avoir l'air malade ou pas est un non-sens. Par la force du destin, je suis malade 365 jours sur 365, y compris les années bissextiles. Parfois, l'image que je reflète n'est pas en phase avec ce qui se passe à l'intérieur de moi. J'ai beaucoup souffert de cette non-reconnaissance de mon état de « pré-poussée ». À chaque fois que je me présentais aux urgences, je savais que j'étais en train de faire une poussée. C'est quelque chose que l'on ressent au plus profond de soi, qui vient des tripes. Je me suis quelquefois retrouvée face à un *suspicieux* dont la suspicion vous renvoie une image de culpabilité : suis-je une malade imaginaire ? Suis-je devenue hypocondriaque ? Et j'ai souvent eu affaire à ces suspicieux, à qui je devais à chaque fois justifier de mon état.

La première fois, c'était pendant l'enfance. Pourtant en me présentant aux urgences ce jour-là, je n'avais fait que suivre la recommandation de mon médecin qui m'avait appris, durant mon suivi pédiatrique, à reconnaître et à repérer les symptômes annonciateurs de ma maladie. Je devais aller à l'hôpital si je présentais en même temps de la fièvre, des douleurs articulaires et de la fatigue, le tout pouvant être accompagné de diarrhée. Il pourrait alors s'agir d'une suspicion de poussée lupique. Cette « suspicion » se présenta un jour de l'année 1988. Mon colocataire décida de se réveiller et je ressentis ces symptômes. Ils correspondaient à la liste que j'avais apprise. Maman suivit donc les conseils que le médecin nous avait donnés, et m'emmena aux urgences avec 39 °C de fièvre et des douleurs articulaires. Elle expliqua mon histoire médicale au médecin de service : je faisais probablement une poussée lupique. Mais, n'étant pas à « l'article de la mort » et mes symptômes ressemblant à ceux d'une grippe, le médecin a voulu me renvoyer à la maison, cela malgré les explications données par ma mère. Elle suivait les recommandations qui lui avaient été données au regard de l'urgence de la situation. J'étais pour la première fois victime d'un diagnostic basé uniquement sur l'image que je reflétais, et sur une symptomatique qui n'était pas assez spécifique. Mon diagnostic semblait se baser exclusivement sur une éventuelle grippe. Mon passif de malade chronique avait-il été considéré ? Je ne le saurai jamais, mais je pense que non.

Pour la petite histoire, ma mère ne se démonta pas face à ce refus. Elle fit le nécessaire en prévenant un des médecins qui me suivait habituellement en hôpital de jour et qui connaissait mon cas. J'ai finalement été hospitalisée en pédiatrie. Après avoir fait des bilans et passé des examens, il s'est avéré que je faisais effectivement une poussée lupique. En y repensant, si ma mère n'avait pas été insistante, cette poussée aurait pu être plus difficile à gérer. Elle aurait eu le temps de gagner du terrain à la suite d'un manque d'écoute.

Quelques années plus tard, je subissais une énième poussée de lupus que je n'avais pas véritablement identifiée comme telle. En effet, j'avais de la fièvre, des maux de tête et une terrible fatigue, mais pas de douleurs articulaires, ni d'érythèmes au niveau des paumes de la main, ni de masque. Mes symptômes étaient assez étranges, je ne les exprimais pas en continu. Le matin et le soir, je pouvais être fiévreuse, fatiguée et avoir mal à la tête ; puis l'après-midi, me porter comme un charme. Je pouvais me lever dans une demi-forme sans fièvre et maux de tête, passer la journée sans rien avoir, et à nouveau être fiévreuse le soir. Bref, il n'y avait pas réellement de logique dans l'apparition de ces symptômes. En revanche, ils perduraient dans le temps. Néanmoins, n'étant pas en forme ni à l'article de la mort, j'ai continué à travailler en aménageant mon emploi du temps. Je partais plus tard le matin, car les réveils étaient assez difficiles. Puis, au bout d'une heure ou deux, j'allais mieux. Le soir, je rentrais complètement fatiguée. Il aurait peut-être fallu que je me fasse arrêter.

Toutefois, ayant un rendez-vous en hôpital de jour dans les jours à venir, j'avais prévu d'en faire part à mon médecin à ce moment-là si cela persistait. Il faut dire qu'à cette époque, je n'étais pas fan des hospitalisations. Quand je sentais la poussée arriver, ou que je ne me sentais pas très bien, j'attendais le dernier moment pour me présenter aux urgences. Je savais au fond de moi-même que j'allais être hospitalisée pour un minimum de deux à trois semaines. Alors, seules les douleurs aiguës m'obligeaient à aller aux urgences. Je restai donc dans cet état fébrile une semaine environ, avant mon rendez-vous en hôpital de jour. Mon état était toujours pareil, et oscillait entre fièvres, fatigues et maux de tête. Comme d'habitude, on me fit un bilan sanguin, urinaire et je vis le médecin. Je lui parlai de mes symptômes dont il prit note, et je repartis vaquer à mes occupations. Quelques jours plus tard, l'hôpital me rappela. Je devais être hospitalisée d'urgence, car je faisais une poussée...

La troisième fois, le lupus n'en était pas la cause, du moins pas directement. Suite à une douleur très forte à la poitrine, j'avais été hospitalisée d'urgence. Cette année-là, mon lupus avait contre-attaqué avec une embolie pulmonaire. La maladie a été rapidement identifiée et traitée. Cependant, alors que mon état s'était amélioré, j'ai subitement eu des maux de tête et des nausées qui disparaissaient dès que je vomissais. Les infirmières l'avaient signalé aux médecins. Mais lorsqu'ils faisaient leurs tournées, mon état à ce moment-là semblait aller mieux.

« C'est bizarre, à chaque fois que je vous vois, vous n'avez pourtant pas l'air malade. » C'est ce que m'a dit une des internes qui me suivaient. Et pourtant, les faits étaient bien là. Sauf qu'à chaque fois que je vomissais, j'allais mieux. Je n'arrivais pas à garder un repas dans l'estomac. Je me sentais mal essentiellement tôt le matin et en début d'après-midi. Le reste du temps, tout allait bien. Ce qui correspondait aux prises de repas que je n'arrivais pas à garder. La tournée des médecins se faisait justement entre ces deux repas, c'est-à-dire entre 10 heures et 12 h 30. Ainsi, l'interne qui s'occupait de moi me voyait en général entre ces épisodes. C'était pendant les moments où j'allais un peu mieux. Dans le fond, elle n'avait pas tort, je n'avais pas l'air malade une fois que j'avais l'estomac vide. J'étais juste en train de faire une hépatite médicamenteuse. Ce n'est qu'une anecdote parmi tant d'autres.

Le malade bien portant

Je me suis souvent trouvée dans ce paradoxe. Celui où j'ai l'air en bonne santé, alors qu'au niveau biologique, il en est autrement. J'ai donc appris, au fil des ans, à surmonter cette première difficulté en essayant de faire comprendre aux médecins que, derrière ce corps apparemment bien portant, se cache une personne qui vit et lutte contre la maladie à sa façon. Vivre en concomitance avec mon lupus m'a permis de le connaître, de comprendre comment il se développe en moi. Je ne suis certes pas un médecin, ni une experte du lupus, mais je connais MON lupus, comment il s'exprime, quand il revient et comment il dérègle mon corps. La médecine est également un paradoxe comme l'a souligné le philosophe Canguilhem. Elle se focalise sur la maladie et en oublie parfois le malade. Ce qui m'a quelquefois mis dans ces situations où je devais prouver que j'étais malade pour être prise rapidement en charge, étant donné que je n'avais pas l'air aussi malade que je le prétendais. Dans ces moments-là, j'ai l'impression de passer pour une malade imaginaire. C'est pour cela que j'ai appris à ne pas rester une simple spectatrice, à argumenter, et à replacer mon histoire médicale. Cela quel que soit mon état de santé (douleurs, fatigue). Dans la majorité des cas, je ne me trompais pas. Mes alertes ont toujours annoncé une future poussée ou une nouvelle pathologie. Le biologique ne ment pas.

Cette cohabitation et mes expériences médicales m'ont donc appris à me connaître et à ne jamais rien lâcher. J'ai appris à connaître MA maladie et à repérer les symptômes qui indiquent son arrivée. Ainsi, lorsque je commençais à les ressentir, je me rendais systématiquement aux urgences. Je savais que, quelle que soit la stratégie d'attaque de mon lupus, il m'envahirait progressivement. Et lorsqu'il se verrait sur mon visage, c'est qu'il aurait explosé et commencé à créer de gros dégâts. Entre le moment où j'émets une alerte et l'explosion de la maladie, c'est une histoire de quelques jours, la maladie chronique n'étant pas explosive. Elle s'installe petit à petit en détruisant au fur et à mesure les organes clefs, et en déployant progressivement sa panoplie de symptômes. En conséquence, quand on est dans la phase visible de ces effets, ce sont en général de gros dégâts. C'est pourquoi anticiper au maximum la crise peut aider à limiter les atteintes.

Il m'est aussi arrivé de me retrouver face à ce « médecin robot » qui reste figé dans ses modèles biomédicaux, suivant sans doute un protocole dont chaque case cochée donnerait un diagnostic. Ce modèle ne laisse pas la place au vécu du patient. D'ailleurs, j'ai l'impression que leur diagnostic est la plupart du temps uniquement basé sur ma symptomatique. Celle pour laquelle le réveil de mon lupus n'était pas validé, alors que mon moi intérieur le sentait venir. En fait, la chronicité ne se résume pas seulement à ce que j'ai aujourd'hui. C'est d'abord l'histoire d'une vie, et elle ne peut pas exclusivement se gérer avec un acte de prescription. Il est important de considérer le patient chronique dans son ensemble, pour comprendre ce qui se passe au niveau de sa pathologie, d'autant plus que l'image que le patient peut refléter à un instant donné ne correspond pas forcément à la physiologie de son corps. Entre le moment où la crise débute et son explosion, seuls le *ressenti* du patient et son *savoir-être* peuvent guider le médecin afin qu'il établisse les liens de causalité. La plupart du temps, quand le médecin détecte la maladie, c'est qu'elle a déjà explosé.

Par ailleurs, en plus de la symptomatique et des données du dossier médical, le vécu du patient est une source d'information non négligeable qui peut potentiellement aider le soignant dans la mise en place du diagnostic. Chaque patient a son histoire, elle est unique même si la maladie peut aboutir à des symptomatiques identiques. Cependant, la manière dont elle se développe est propre à chaque individu. Ce qui peut créer différentes expressions de la maladie, et rendre chaque lupus unique. Il est nécessaire de lier la science aux personnes pour comprendre comment cela arrive, surtout dans le cas du lupus qui peut être difficile à diagnostiquer à cause de son large panel de symptômes. Si le patient n'est pas pris dans son contexte global de vie, et que le soignant reste uniquement centré sur l'infection en cours, cela peut parfois rendre la recherche du diagnostic plus délicate, mais également mettre à mal la dynamique de coopération entre le soignant et le soigné. La maladie chronique est donc indissociable de son porteur. Il vit avec et paradoxalement, il la fait vivre.

ACTE VII

Grandir avec une maladie chronique

Grandir c'est apprendre, comprendre, entreprendre.

PARTIE I
De l'enfance à l'âge adulte

De 10 ans à 20 ans, j'étais suivie en pédiatrie. À mes 18 ans, mon médecin m'a annoncé que je devrais bientôt quitter la pédiatrie pour passer chez les adultes. Quand j'ai appris cette nouvelle, je n'avais aucune idée concrète de ce que cela pouvait signifier. Pour moi, des soins restent des soins, que l'on soit chez les enfants ou chez les adultes. Aujourd'hui, avec toutes mes années de suivi, je perçois cette différence.

Enfants/adolescents malades versus adultes malades

Être un enfant, un adolescent ou un adulte malade présente autant de similitudes que de différences. Je dirais que les différences se retrouvent essentiellement au niveau de l'accompagnement du corps médical, de son entourage, et par l'apprentissage de ce qui est mis en place, plus que par les conséquences de la maladie. Finalement, que je sois enfant ou adulte, j'ai dû m'adapter à un mode de vie différent de la vie d'avant la maladie. Je ne vais pas me mentir, je me suis parfois sentie prisonnière d'un quotidien que je n'ai pas choisi. J'ai l'impression de ne pas être totalement libre. La maladie affecte mon état général, elle ne me donne pas forcément la possibilité de faire ce que je veux quand je veux. Toutefois, le fait d'avoir grandi avec elle a été d'une certaine façon un avantage. Contrairement à un adulte, j'avais toute une vie à construire. Mon vécu était récent et nécessitait peu d'ajustements et de modifications. C'était la continuité de mon apprentissage, ma normalité.

Au niveau de l'accompagnement, c'était différent. Mon suivi pédiatrique a été un apprentissage vers le suivi des soins adultes. Tout au long de mon cursus pédiatrique, j'ai été progressivement préparée à la vie d'adulte vivant avec une pathologie chronique. L'objectif de cette préparation était de faire de moi une adulte qui soit actrice dans la prise en charge de sa santé ; que je puisse aussi m'insérer dans la vie professionnelle et avoir une vie sociale. En d'autres termes, vivre au mieux avec ma pathologie chronique. Cet apprentissage s'est fait avec la collaboration de mes parents, et ils continuent d'être présents. Enfant, ils étaient omniprésents lors de mes soins, de mes consultations, et étaient les décideurs. Alors que chez les adultes, je me suis retrouvée seule face à mes médecins. Je suis devenue la décisionnaire de mon avenir. Je porte la responsabilité de mes décisions. Mes parents aujourd'hui ont essentiellement un rôle de soutien et continuent de me conseiller. Ce transfert de responsabilité s'est réalisé au fil du temps. Au début de ma pathologie, tout était géré par mes parents, de l'observance médicale à la gestion de mes traitements et rendez-vous. Ils avaient appris à repérer les signes des poussées et à agir en conséquence. Ils me donnaient mon traitement, et assistaient systématiquement à mes rendez-vous médicaux en même temps que moi. Progressivement, j'ai pris la main en gagnant de l'autonomie, en prenant seule mes comprimés (préparation du pilulier et de la prise), puis en allant seule en consultation. Au début, je voyais le médecin avec mes parents. Ensuite en grandissant, je le voyais seule et mes parents venaient ensuite. Je n'étais toujours pas décisionnaire de ce que l'on me proposait, mais tout m'était expliqué.

À ce propos, ça me rappelle une petite anecdote. Une fois, lors d'un hôpital de jour, un médecin a demandé à ma mère si c'était possible de me photographier le crâne pour une revue scientifique. Mes atteintes de peau étaient très caractéristiques de la maladie, que ce soit au niveau du visage ou au niveau du cuir chevelu. De plus, j'étais une enfant avec une maladie rare, et peut-être y avait-il peu de cas à photographier... Maman m'en avait parlé et m'avait dit qu'elle avait refusé. Je lui avais demandé la raison et elle me répondit par une question : « Si tu tombes sur ta photo quand tu seras plus grande, comment vas-tu réagir ? » À cette époque, j'étais en cinquième. J'avais compris sa question, mais la projection était trop loin pour moi, et je ne comprenais pas réellement pourquoi ça m'aurait dérangé. J'ai eu ma réponse un peu moins de 10 ans après cet événement, et je l'ai remerciée d'avoir refusé. Car, si j'étais effectivement tombée sur la photo de mon crâne, je pense que je ne l'aurai pas supporté. C'est un sujet qui reste encore douloureux. Je suis bien consciente que personne d'autre que moi n'aurait su que c'était moi sur la photo. Par contre, moi je l'aurais su. J'avais même la légende de cette photo inexistante qui résonnait en moi : figure 1. Alopécie lupique cutanée chez un enfant de 12 ans d'origine africaine atteint d'un lupus érythémateux disséminé aigu.

J'ai eu cette révélation en terminale, quand nous avons étudié la génétique des populations. Dans mon livre de SVT (sciences de la vie et de la terre), il y avait la photo d'un chanteur congolais que j'appréciais beaucoup étant petite. Sa photo était là pour illustrer le type africain parmi la population humaine. Il représentait les Bantou. En la voyant, j'ai directement fait le lien avec la photo non prise de mon enfance. Ouf ! Elle n'avait pas été faite. C'était dommage pour la science, mais pas pour mon équilibre mental. C'est là que j'ai compris que toutes les décisions que l'on prend peuvent avoir des répercussions sur son avenir. Quand on est enfant ou ado, nous manquons de recul sur l'avenir. D'ailleurs, la perspective « avenir » c'est du domaine de l'anticipation. Quand on est adolescent, la plupart du temps, on vit dans l'instant présent. D'où l'importance d'avoir des garde-fous.

De la pédiatrie à la médecine des adultes

Comme je l'ai dit précédemment, à 18 ans, j'ai appris que j'allais quitter le monde de la pédiatrie pour rejoindre celui des adultes. Ma transition a duré environ deux ans. Pendant ces deux années, mon pédiatre m'a préparée aux consultations adultes. Il m'a d'abord brossé le portrait de mon futur médecin d'adulte, en me donnant son nom et sa spécialité. Il appuyait beaucoup sur les compétences de son collègue. Celui qui allait prendre le relais était un spécialiste de l'immunologie et il connaissait bien le lupus. Ce qui me rassurait dans son discours au-delà de la performance médicale, c'était le sentiment de totale confiance qu'avait mon pédiatre vis-à-vis de son confrère. Quand il me parlait de lui, je sentais vraiment que c'était une personne avec qui il avait l'habitude de travailler. Je n'allais pas totalement en terre inconnue.

Après la phase de présentation, il m'a expliqué le déroulement des consultations et les attentes du médecin des adultes. Les consultations pédiatriques sont effectivement bien différentes de celles des adultes. Quand j'étais en pédiatrie, mes consultations ressemblaient à un interrogatoire. Le médecin me posait des tas de questions pour savoir comment j'allais, ce que je ressentais. Il allait chercher les réponses afin de disposer de toutes les informations dont il avait besoin pour effectuer mon suivi. Or chez les adultes, on attend de moi que je m'exprime par moi-même. Quand vous ne l'avez jamais fait auparavant, au départ c'est déroutant. On passe d'une dizaine de questions qui balaient toute votre vie d'enfant, à deux ou trois questions. Je me souviens essentiellement de celles-ci qui étaient récurrentes : comment allez-vous ? Comment vous sentez-vous ? Que faites-vous dans la vie ? Avez-vous des loisirs ? C'était variable en fonction de mon état. Celui-ci pouvait amener différents questionnements afin de comprendre ce que j'avais. Les consultations sont également plus rapides, et le médecin d'adultes se centre plus sur la maladie. C'était un autre monde, ce n'était plus le « cocon ». Il m'a fallu un certain temps pour m'habituer à ces changements et devenir proactive dans ma prise en charge. J'étais une adulte.

Passage du mode adulte à l'adulte/adulte

On parle souvent de la transition ado/adulte. Mais qu'en est-il de cette passation entre deux médecins quand on est adulte. On n'y pense pas au départ, et pourtant nous vieillissons, ainsi que les personnes qui nous accompagnent. C'est un point à ne pas négliger, et qui peut interférer sur la dynamique de soin. Finalement, au cours du temps, le patient et son médecin deviennent un binôme : vous ressentez, il soigne. Et c'est d'autant plus efficace quand il est à votre écoute. Dans mon parcours de soin, j'ai eu la chance d'être soignée par des médecins formidables. Mon pédiatre m'a donné tous les bagages nécessaires pour affronter la maladie en tant qu'adulte. Mes autres médecins ont été d'une grande écoute tout au long de mon suivi. Ils me connaissent bien parce que l'on a appris à se connaître avec le temps.

Ces trois médecins m'ont toujours activement impliquée dans le déroulement de mes soins. Surtout, ils ne m'ont jamais jugée, et m'ont toujours fait confiance par rapport à différents symptômes inhabituels que je leur présentais. Ainsi, quand le médecin qui me suivait depuis mes 20 ans m'a annoncé qu'il prenait sa retraite, je me suis sentie perdue, alors que j'étais suivie en parallèle depuis plus de 10 ans par son successeur. Sa retraite signifiait la fin d'une véritable période de la maladie pour moi. Il était le lien entre mon enfance d'enfant malade et le début de ma vie d'adulte. Celui qui me suit aujourd'hui a été intégré dans mon parcours d'adulte. La passation s'est donc faite lentement, mais sûrement. Elle a duré 15 ans, c'était le temps qu'il me fallait. D'ailleurs en 15 ans, le regard que je porte sur ma maladie a évolué, mon comportement aussi. Aujourd'hui, je ne suis plus dans la confrontation. J'essaye de prendre soin de ma santé pour améliorer mon état général. J'ai plutôt bien avancé d'un point de vue personnel, je suis maintenant en paix avec la maladie. Et c'est la raison pour laquelle j'ai appelé cette partie « Le passage du mode adulte à l'adulte/adulte ». Et, je vous laisse deviner qui m'a accompagnée pour ma dernière consultation en tant qu'adulte.

Comme un cérémonial, lors de mon ultime consultation avec mon médecin de l'âge adulte, je suis passée en premier, puis j'ai fait venir ma mère. Mon médecin a fait une remarque qui m'a fait sourire. Il a dit à ma mère : « On accompagne l'enfant ? » C'était elle qui m'avait accompagnée lors de mon premier passage chez les adultes, et c'est avec elle aussi que j'ai clôturé mon cycle. La boucle enfant/adulte était définitivement bouclée. J'étais désormais une ADULTE. C'est la première chose que j'ai dite au successeur, quand je l'ai vu en consultation : « ça y est, je suis maintenant une adulte/adulte ».

Quand l'espoir de guérison n'est plus

J'ai eu l'occasion, lors de ma formation en Éducation thérapeutique, de discuter avec une infirmière qui animait des ateliers d'éducation thérapeutique auprès d'adolescents. Nous avons tenté de comprendre pourquoi certains adolescents abandonnent leur traitement ou prennent des risques inconsidérés, malgré les conséquences potentielles d'aggravation de la maladie. Après y avoir réfléchi et m'être projetée dans mon propre passé, je pense que l'absence d'espoir ou de perspectives de guérison peut induire un découragement. Apprendre que l'on ne guérira jamais d'une maladie quand on est jeune, et même adulte d'ailleurs, c'est rude comme perspective. Cependant, même si parfois on peut en avoir assez de la maladie, de ses traitements, des rendez-vous médicaux et de son imprévisibilité, on peut tout de même avoir une vie dite « normale », mais adaptée. La maladie chronique est certes une parenthèse qui s'ouvre et qui ne se referme pas. Toutefois, on reste le maître de ce qui s'écrit désormais. Vivre avec une maladie chronique, c'est être au quotidien sur des montagnes russes. Il y a des hauts et des bas. On apprend à s'adapter, à évoluer et à vivre avec ces fluctuations. Je me souviens que je voulais être spationaute ou médecin en immunologie, avant d'être malade.

Aujourd'hui, je ne suis ni l'un ni l'autre, néanmoins je me suis adaptée. J'ai ainsi remixé un de mes rêves en obtenant le titre de docteur en sciences. Je travaille dans la virologie, cela malgré la maladie et mes multiples poussées. J'ai pu réaliser mes projets, j'en ai encore plein d'autres en réserve. C'est important de pouvoir se projeter. Cela permet d'avancer personnellement, de se décentrer de sa maladie et d'anticiper ses aléas. J'ai toujours tout mis en œuvre pour réaliser ce que je voulais faire. Dans la mesure où on sait s'adapter, un grand nombre de possibilités s'offre à nous. En revanche, il faut avoir conscience que le temps du malade n'est pas celui du commun des mortels.

Pour répondre à la question posée, je pense que quand on est adolescent, on a réellement besoin de se projeter dans l'avenir, d'avoir des perspectives autres que celle de ne pas guérir. Sur le moment, on nous apprend à devenir autonomes, à trouver notre norme de santé, que l'on découvre finalement en tâtonnant, en explorant nos limites, en prenant des risques. Paradoxalement, on nous prépare à un avenir incertain, qui reste finalement médicalisé et prescriptif. Néanmoins, apprendre à prendre ses médicaments correctement, à repérer ses symptômes, à mieux manger, à gérer sa fatigue, donne du sens à ces ateliers qui sont autant de supports pour se maintenir dans une santé qui permet de vivre sa vie. La question est celle de savoir quelle vie puis-je vivre avec ma santé.

Enfant, je me suis toujours demandé comment serait ma vie d'adulte. Pourrais-je travailler ? Si je suis souvent malade, comment cela se passera-t-il ? Puis il y a des questions plus personnelles qui entrent dans la construction d'une vie sociale, d'une vie intime : avoir des enfants, est-ce possible ? etc. Finalement, quelle est la vie d'un adulte ayant la même maladie que moi ? Je pense que ce sont des points qui peuvent également être abordés dans le parcours de soins des ados en y intégrant des rencontres avec des personnes ayant eu le même vécu. Cela permet de voir qu'il y a de nombreuses possibilités à explorer. Il s'agit de comprendre, aussi, que se soigner pour maintenir sa santé permet de construire sa vie. En tout état de cause, dans le chronique, on ne se soigne pas pour guérir, mais pour garder sa santé, son équilibre.

D'ailleurs, pendant des années, j'ai cru que seuls les médicaments avaient une action sur ma santé alors que la santé se fait aussi par l'éducation. Que l'on soit malade ou pas, on apprend à entretenir sa santé par la mise en place d'activités physiques, de loisirs, de relaxations, à écouter son corps. Ce sont des actions dont on parle encore trop peu, quand on passe dans le chronique. Certains médecins ne nous expliquent pas assez l'intérêt de ces pratiques ; on reste encore dans le domaine de la prescription. À chaque fois que mon médecin m'a parlé de sport, c'est pour maigrir. Or il a été démontré que le sport a des vertus dont on ne parle pas : il agit sur la posture et le bien-être. C'est pourquoi comprendre le sens des activités que l'on fait et les adapter à ses capacités peut permettre d'amener un réel investissement sur sa SANTÉ.

PARTIE II
De collégienne à ingénieure

Quand je suis tombée malade, une de mes grandes craintes a été de ne pas pouvoir suivre un cursus scolaire « normal » ou, plus tard, de n'avoir pas la capacité de travailler à cause de ma maladie. Je me suis rendu compte avec les années que dans mon anormalité quotidienne, ma normalité, ma boussole, était de pouvoir suivre des études et de travailler ensuite. C'est ce qui me permettait de tenir et de me sentir plus ou moins « normale ». C'était un de mes objectifs de vie. En effet, comment étudier et travailler quand on ne sait pas de quoi son état de santé sera fait demain ? C'est bien sûr possible, mais ce n'est pas forcément de tout repos. Les aléas de la maladie chronique ne sont pas totalement anticipables. Pour ma part, même si j'ai pu suivre une scolarité comme tout enfant, adolescent et étudiant bien portant et avoir un travail, cela n'a pas toujours été facile.

Mes années collège

Au collège, bien que ma scolarité ait été ponctuée par de multiples absences pour raisons médicales et par mes transformations physiques, j'ai eu néanmoins une scolarité classique. Celle-ci était jalonnée de certaines moqueries, suite aux changements physiques que m'imposait mon lupus. Mais de cette période, je garde tout de même un bon souvenir. La maladie et mon apparence ne m'ont pas empêchée d'avoir des amis. En ce sens, mes parents ont été de bons « coachs », ils m'ont appris à avoir confiance en moi et à ne pas me définir par la maladie. Cette confiance, je l'ai également construite par le travail, et en m'entourant de personnes positives. Je me souviens de mon voisin Christophe. Il prenait régulièrement de mes nouvelles quand j'étais absente, et amenait mes devoirs à mes parents. Toutes ces marques de bienveillance m'ont aidé à avancer dans mon cheminement personnel. En définitive, ce n'était pas la maladie que l'autre regardait, mais la personne que je suis. Et pour ceux qui se moquaient de moi, je ne leur en veux pas. Contrairement aux autres, ils ne me voyaient pas moi, mais uniquement mon lupus, ma maladie. Il faut bien le dire, les enfants peuvent être durs entre eux. Certains ont peur de ce qu'ils ne connaissent pas, ils peuvent être maladroits dans leur propos ou adopter une attitude défensive. Et malheureusement, d'autres ont pour sport national la moquerie. Cela leur permet d'exister, de se faire remarquer. À chacun sa forme d'expression, et je devais apprendre à en faire abstraction pour que cela m'impacte le moins possible. C'est ce que j'avais appris avec le soutien de ma famille. De cette expérience douloureuse j'ai fait un seuil, une étape cruciale pour remobiliser toute mon énergie et repartir de l'avant. Cette résilience, partagée dans ma famille, m'a appris à avoir du recul et à prendre de la distance malgré la souffrance vécue.

Aujourd'hui ! Les collégiens et les lycéens de ma génération sont devenus des parents, des professionnels. Et je rencontre certains d'entre eux, avec qui on échange quelques mots, des souvenirs d'école. Ce sont des souvenirs heureux. Un de mes anciens camarades de classe vient automatiquement à ma rencontre dès qu'il me voit. Il a connu la « Gladys » du collège, et connaît aussi mon parcours universitaire. Il n'hésite jamais à me féliciter. Il connaît mes parents, et quand ils se croisent, il leur dit toujours du bien de moi, de ce que je suis devenue : une ingénieure. Cela est réconfortant et vivifiant, et m'amène à oublier ma maladie, le temps d'un instant. Tout se passe, comme si elle s'était effacée dans la mémoire de mes anciens camarades du collège. Dans nos échanges, jamais mon état de santé de l'époque n'est mentionné, ni les boutades qui s'y rapportaient. « Kojak » c'était au collège, et c'est resté au collège.

Anticiper l'avenir

Quant au lycée, il a été pour moi une réelle source d'inspiration concernant mon devenir. Le passage du collège au lycée a été un temps où l'adolescente que j'étais s'est projetée dans l'avenir. Je me devais de trouver les moyens de « construire mes rêves d'enfant, de collégienne et lycéenne pour les vivre », et ce quelles que soient les embûches dressées sur mon chemin. Malgré la maladie, les hospitalisations, les rendez-vous médicaux, les absences au lycée, j'étais animée par une force intérieure qui guidait mes pas. Je mettais à profit les échanges scientifiques que j'avais avec ma mère pour faire un travail d'élaboration sur mon futur métier. Il s'agissait de prendre en compte ma maladie, mais aussi de me projeter. Ce qui peut être difficile, quand on vit au quotidien avec une épée de Damoclès qui porte le nom de « lupus ou maladie chronique ». Mes choix d'orientations scolaires ont été faits de manière que je puisse me laisser le plus grand nombre de possibilités, pour pouvoir trouver un futur métier qui serait en harmonie avec mes envies et ma maladie. Ayant développé au fil du temps des affinités pour la biologie, par mon expérience en tant que malade, mais également ayant une scientifique à la maison, j'ai finalement choisi la voie des sciences. Après un échec en médecine, je me suis réorientée vers la recherche. J'ai ainsi préparé le Diplôme d'études universitaires supérieures et techniques (DEUST) en biotechnologies, à l'université d'Orsay. Puis par le biais d'un concours national, j'ai intégré le Centre national de la recherche scientifique (CNRS), en qualité de technicienne. La collégienne, la lycéenne et l'étudiante d'hier a tout mis en œuvre pour se donner les moyens de construire un chemin, malgré les épisodes répétitifs de la maladie, qui m'obligent, à chaque poussée, à revivre ce temps long et douloureux nommé *chronique d'une maladie sans fin*. La chronicité n'étant pas un état stable, c'est aussi l'une des raisons pour lesquelles j'ai souhaité trouver cette stabilité dans une activité où la maladie ne serait pas un obstacle à l'exercice de mon métier. C'était pour moi une charge mentale de moins.

Aujourd'hui, dans le milieu professionnel, on parle beaucoup d'inclusion. La législation est d'ailleurs en faveur de l'emploi des travailleurs en situation de handicap (loi 87-517 du 10 juillet 1987). Mais ce n'est que depuis la loi n° 2005-102 du 11 février 2005 sur l'égalité des droits et des chances que la maladie chronique est reconnue comme un handicap. Cette loi donne une nouvelle définition du handicap, le considérant comme une « restriction de participation à la vie en société ». Elle énonce notamment le principe du droit à compensation des conséquences de son handicap, de l'obligation de solidarité de l'ensemble de la société à l'égard des personnes en situation de handicap. Elle donne la priorité au travail en milieu ordinaire, et affirme le principe de la non-discrimination à l'embauche[27]. La loi de 2005 confirme également les dispositions de la loi de 1987 sur l'obligation d'emploi des travailleurs en situation de handicap pour

27 https://www.vie-publique.fr/eclairage/19410-politique-du-handicap-qua-change-la-loi-de-2005

lesquels 6 % d'emplois sont réservés[28]. Elle étend cette obligation à la fonction publique[29]. Ce sont des informations qui m'étaient totalement inconnues quand j'ai commencé à travailler. En outre, ce n'était pas un sujet sur lequel je m'étais penchée. Bien que malade, je ne me voyais pas « handicapée », même si dans la réalité des faits, ma maladie pouvait être invalidante sur certaines actions du quotidien. Malgré cela, je n'étais pas encore prête à accepter cette situation.

Dans le cadre de mon métier, j'ai décidé de suivre des formations professionnelles, mais également de continuer mes études pour être plus autonome et acquérir de nouvelles compétences. J'ai suivi en formation continue un cursus universitaire qui m'a permis d'obtenir le doctorat de biologie cellulaire et moléculaire et sciences de la santé de l'École pratique des hautes études — Sorbonne Universités. C'était l'aboutissement de nombreuses années d'études à jongler entre le travail, la maladie et mes études. D'ailleurs, la semaine qui précédait la soutenance de ma thèse de doctorat n'était pas la plus favorable, s'agissant de ma maladie. J'avais une toux persistante liée à mon asthme, ainsi que des douleurs articulaires. En dépit de mon état physique, je me suis investie corps et âme dans la préparation de ma soutenance. Je suis arrivée à la fin d'un cycle universitaire, et ce n'était pas le moment de « lâcher prise ». Les encouragements de ma famille, de mes ami(e)s et collègues défiaient alors les vicissitudes de la maladie. Et, encore une fois, je devais puiser dans mes dernières forces pour aborder ce « rite de passage » dans les conditions les meilleures. Cet épisode m'a marquée, parce que j'ai appris plus tard que le jour de ma soutenance de thèse, ma mère avait prié pour que je ne sois pas handicapée

[28] La loi du 10 juillet 1987 faisait obligation aux établissements de 20 salariés et plus du secteur concurrentiel d'employer des travailleurs handicapés dans la proportion de 6 % de leurs effectifs.
[29] https://www.senat.fr/rap/r11-635/r11-6357.html

par cette toux persistante pendant le temps de ma soutenance. Je peux dire aujourd'hui que ses prières ont été exaucées, dans la mesure où tout s'est déroulé dans les conditions les meilleures. Ma maladie s'était mise en « pause », pour me permettre d'assurer pleinement « ma défense ». Là aussi, c'est un combat qu'il m'a fallu mener de bout en bout, malgré les nombreuses incertitudes liées à ma santé.

Quel que soit mon état, ma détermination m'a permis d'atteindre mes objectifs. Ma temporalité n'était pas celle d'un cursus classique, vu que mes activités étaient *lupus dépendantes*. Mais j'ai avancé pas à pas vers mes objectifs scolaires et professionnels. Aujourd'hui, je suis docteur *ès* sciences et je travaille en tant qu'ingénieure dans un laboratoire du CNRS. Je sais néanmoins ce que peut être la difficulté de pouvoir mener à terme ce type de projet, quand on a une maladie chronique. Et pourtant, en ce qui me concerne, j'avais toujours cette volonté d'avancer... Et j'ai surtout appris que les chemins de traverse n'effacent pas les rêves d'enfant.

ACTE VIII

Staying alive

Never give up

Comme je vous l'ai dit dans les chapitres précédents, mes maladies sont *invisibles*. Si bien qu'au premier regard, on ne se doute pas que j'ai un lupus, subi une opération à cœur ouvert, fait des embolies pulmonaires ; et pour finir en beauté une rupture d'anévrisme. Je ne me suis d'ailleurs rendu compte de la gravité de mon état qu'à travers le regard de mes médecins, notamment ceux qui prennent mon histoire en cours de route. À la lecture de mon compte rendu médical, leur regard change et devient compatissant. Quand j'en parle à mon entourage, certains me disent que je n'ai pourtant pas l'air d'avoir ce que j'ai. En définitive, quelle que soit la population, j'ai droit à l'éternel *ça ne se voit pas*.

D'ailleurs, certaines personnes sont étonnées que je puisse encore travailler avec tout ce que j'ai, alors que pour moi, c'est une évidence. J'ai toujours su que j'avais une maladie grave, que je pouvais développer des pathologies qui étaient loin d'être anodines. Mais en contrepartie, j'ai appris à me battre et à toujours me relever. Quel que soit ce que j'ai, je le considère toujours comme un mauvais moment à passer, une épreuve parmi tant d'autres à surmonter. Comme l'a dit Rocky Balboa, « tant que tu n'as pas entendu la cloche, le combat n'est pas fini[30] ». Pourtant, je ne saurai vous dire combien de fois j'ai voulu abandonner mon combat contre la maladie, dans la mesure où elle ne me laisse aucun répit. Quand elle est en sommeil, elle prépare en général une contre-attaque plus violente que les précédentes. Et, après chaque poussée, j'ai l'impression de repartir de zéro.

La maladie me change physiquement et m'affaiblit. Je dois alors m'adapter à mes nouvelles incapacités et réapprendre à vivre, sans la peur d'une nouvelle attaque, c'est-à-dire à apprécier l'instant présent. Mes expériences, mon vécu, le soutien de mes proches et de mes médecins, m'ont permis de me forger un mental au fil des années. C'est ce qui m'aide à faire face à la chronicité de ma maladie. Après chacun de ses réveils, j'ai ainsi appris à avancer pas à pas vers mon état d'équilibre.

Au-delà de mes limites

Mes trente-sept ans de maladie peuvent être divisés en trois grandes phases de vie. J'ai ainsi consacré les vingt premières années de ma vie de malade à la réorganiser, et à lutter contre la maladie. À partir de 2004, j'ai arrêté mes batailles, je suis entrée dans l'ère du consensus. Puis, je me suis progressivement réapproprié ma vie, en agissant pour mon bien-être. Évidemment, mon chemin de vie est loin d'être linéaire en raison de l'imprévisibilité de cette maladie. Je passe d'une phase à l'autre. Mais à chaque fois que je rechute, je gagne en résilience.

Durant la plus grande partie de ma vie, j'ai considéré mon lupus comme un colocataire gênant. Je pensais que j'avais appris à vivre avec lui. Ce n'était pas le cas, puisque je me

[30] Rocky Balboa : en référence au film de Sylvester Stallone, qui ne s'avoue jamais vaincu, tant que le combat n'est pas terminé. La citation d'origine étant la suivante : *Ce n'est pas fini, tant que la cloche n'a pas sonné.*

battais contre lui. Je ne faisais aucune concession et mon objectif était en réalité de le contenir autant que je pouvais. Cependant, il profitait toujours de mes moments de faiblesse pour contre-attaquer et exploser. Il prenait naissance quand j'étais dans un état de fatigue extrême, stressée avec un petit moral et professionnellement pressurisée. La maladie présentait alors ses premiers symptômes. À l'époque, j'ignorais les signaux que m'envoyait mon corps comme la fatigue. Bien que je sois au bord de l'épuisement, je continuais à puiser sur les réserves que je n'avais pas, et ce malgré les conseils de ma famille. J'allais au-delà de mes capacités. Je pense que je n'acceptais pas l'idée d'être limitée, que ma vie soit dictée par le lupus. Il faisait ce qu'il voulait quand il le souhaitait. Et moi, je voulais être comme tout le monde, profiter de l'instant présent, car chaque poussée était lourde à porter.

Enfant, dès qu'un symptôme se déclarait, j'allais directement à l'hôpital, comme c'étaient mes parents qui décidaient. À l'âge adulte, j'étais devenue un peu réticente, je traînais. J'attendais d'être sûre avant d'en parler au médecin : sûre de quoi ? Je me le demande encore aujourd'hui, parce qu'en réalité, je ne faisais que repousser l'échéance. C'est de cette manière que j'ai plus ou moins géré mes différentes poussées durant la première partie de ma vie d'adulte. Et cela jusqu'au jour où j'ai fait ma première embolie pulmonaire. C'était en 2004.

Quand j'ai eu mes premières douleurs, je n'ai pas écouté mon corps. J'ai une fois de plus repoussé mes limites. Il n'en pouvait plus et il me l'a fait savoir d'une manière violente. C'était la première fois et pas la dernière. Cette embolie, je ne l'ai pas vue venir. Tout a commencé par des petites douleurs thoraciques, ciblées dans la poitrine. C'était comme si on m'y avait planté une aiguille. Cependant, au début des premières douleurs, je ne m'en suis pas vraiment souciée. À ce stade-là, elles étaient plus gênantes que handicapantes, et j'ignorais encore si c'était passager ou non. En traînant avec cette douleur, j'espérais la voir disparaître et ne pas avoir besoin de passer par la case hôpital. Malgré mes multiples hospitalisations, je ne m'y habitue toujours pas.

Cette douleur étant légère et ne m'empêchant pas de travailler, j'ai continué à vaquer à mes occupations. J'ai pris le parti de continuer à travailler, et d'observer ce qui se passait. Entre-temps, je devais valider un module de cours d'une vingtaine d'heures, pour la formation que je suivais. En effet, je préparais le diplôme de l'École pratique des hautes études à l'université de la Sorbonne-Paris. Quelques jours passèrent et la douleur n'évoluant pas, je décidais d'y aller. Si entre-temps elle ne disparaissait pas, j'en parlerais à mon médecin. C'est vrai que vous allez me dire que ce n'est pas sérieux, elle joue avec sa santé. Moi, je voulais juste oublier la maladie. Je sortais à peine de plusieurs années difficiles avec ma dernière poussée. J'avais aussi besoin de souffler, même si au fond de moi, je ressentais son retour.

Que je ne sois pas au top de ma forme, cela m'était égal. Je voulais profiter de ma liberté, de mon indépendance inconsciente. Il était sur le point de revenir, et quand c'est le cas, cela dure un bon moment. Il joue alors un *infini opéra* ! Je conçois que cela soit difficile à comprendre, mais une poussée lupique ne se guérit pas en un « claquement de doigts ». Ce sont des batailles que l'on mène quotidiennement. Quand la guerre est déclarée, en général, on n'en ressort pas sans séquelles.

Je suis donc partie faire ma formation. Les premiers jours se sont bien passés, si bien que je ne pensais même plus à cette petite douleur. Puis, au milieu de la semaine, j'ai commencé à être essoufflée, plus que d'habitude. La douleur s'est intensifiée. La journée, j'arrivais à gérer. En revanche, le soir, c'était une autre histoire. La douleur devenait plus forte. Additionnée à mon essoufflement, je n'arrivais plus à dormir correctement. Pendant deux jours, j'ai rejoué le remake « d'Éléphante Man ». La position allongée n'était plus possible, j'avais trop mal. Étant à environ 500 km de Paris, j'ai pris mon mal en patience, prié pour que ça ne s'aggrave pas. Je me suis « shootée » au Doliprane codéiné. Mon état se dégradait. À ce stade-là, je fonctionnais au mental. Les douleurs et l'essoufflement étaient surtout insupportables durant la nuit, et légèrement moins intenses en journée. J'ai terminé la formation, validé mon module, et je suis rentrée à Paris. Le soir même de mon retour, ma mère m'a emmenée aux urgences, j'avais vraiment trop mal. Les heures passées aux urgences m'ont semblé durer une éternité. J'ai finalement été transférée aux lits portes[31] en attendant d'avoir une place dans le service de médecine interne. On suspectait une embolie pulmonaire, j'attendais la confirmation. Le verdict est tombé quelques jours plus tard. J'avais développé une nouvelle pathologie associée à mon lupus : le Syndrome des antiphospholides (SAPL). Le SAPL est une maladie auto-immune (et encore une !) qui provoque entre autres des phlébites, embolies pulmonaires à répétition et accidents vasculaires cérébraux, suite à la formation de caillots de sang dans les veines ou artères, des fausses couches, etc. Mon SAPL étant associé à mon lupus, on parle alors de SAPL secondaire. C'est de cette manière que j'ai été parrainée par mon lupus pour intégrer le club des SAPL secondaires, avec une embolie inaugurale comme lot de bienvenue. J'avais gagné un nouveau traitement, j'étais désormais sous anticoagulants.

Ce traitement m'a mené la vie dure. Pendant environ dix ans, j'ai subi des prises de sang très régulièrement pour doser

---

[31] Lits portes : c'est une unité d'hospitalisation de courte durée qui est adjacente au service d'urgence. Elle permet d'accueillir les personnes examinées aux urgences pour un temps d'observation ou d'examen complémentaire avant le retour au domicile ou le transfert vers un service spécialisé.

mon INR (International Normalized Ratio). C'est un examen biologique qui permet d'évaluer la coagulation sanguine pour vérifier si elle est correcte. Elle ne doit être ni trop basse, pour éviter les risques hémorragiques, ni trop haute, pour éviter les thromboses. Mon INR était difficile à équilibrer. J'ai passé beaucoup de temps au dispensaire de ma ville pour faire quotidiennement des prises de sang et vérifier ce fameux INR. Selon mon taux de coagulation, je pouvais avoir à faire trois prises de sang par semaine ou une tous les quinze jours dans les bons moments. J'étais devenue une VIP[32] au niveau du service de prélèvements sanguins.

Il faut dire que l'on tâtonnait beaucoup avec mon traitement pour avoir un INR correct. En conséquence, j'ai dû tester différents types d'anticoagulants. J'ai eu le droit au « Préviscan », au « Sintron » et à la « Coumadine ». Aujourd'hui, je suis passée au « Xarelto », un anticoagulant de nouvelle génération. C'est génial, car il n'y a plus de prise de sang à faire. Par ailleurs, les AVK (antivitamines K) sont les traitements qui m'ont le plus contraint, jusqu'à en devenir presque insupportables. L'embolie de 2004 n'était que la première d'une longue série. Par la suite, j'ai eu d'autres épisodes emboliques pour lesquels je reconnaissais désormais cette douleur à la poitrine. Ce qui me valait systématiquement une hospitalisation. J'avais tiré une leçon de mon embolie inaugurale, et décidé de ne plus laisser traîner ce type de douleur, plus généralement, quelle que soit la douleur, ou d'autres choses anormales qui se présentaient à moi. Durant cette période, mon lupus m'a laissée tranquille. Mais pas tant que ça, parce qu'au final, il a juste passé le relais au SALP.

[32] VIP : « Very Important Person » ou personne très importante en français.

L'arrivée de mon lupus a été un grand bouleversement. Il a changé mes habitudes de vie et le regard que j'avais sur moi, en transformant mon image. Il a également redistribué les rôles de chacun au sein de ma famille. J'étais devenue l'enfant malade, celle qu'il fallait protéger contre une éventuelle rechute, aider quand je n'étais plus autonome. J'avais ainsi pris toute l'attention sur moi. J'étais certes l'aînée de ma fratrie. Mais en devenant la plus fragile, j'étais devenue une grande petite sœur. Les rôles de ma fratrie s'étaient inversés : j'étais celle que l'on devait porter. En ce qui me concerne, je devais continuer à vivre normalement, alors que mon quotidien ne l'était pas. Est-ce normal d'avoir un traitement sans limitation de temps ? Est-ce normal de devoir se soumettre aux contraintes de la maladie pour se maintenir en vie ? Est-ce juste de bouleverser l'ordre des choses au sein de la cellule familiale ?

Je n'ai jamais trouvé cela normal, mais c'était ma vie. J'ai dû apprendre à vivre avec cette maladie, à faire tout ce qu'il fallait pour rester en bonne santé, tenter de retrouver ma vie d'avant. Je suis donc entrée en guerre contre *LUI*. Je luttais pour qu'il ne déborde pas, qu'il reste enfoui au plus profond de moi, afin d'éviter la métamorphose. Pendant toutes ces années, je pensais avoir le contrôle de ma maladie. J'étais un *corps de machine*, qui s'entretenait pour fonctionner le plus longtemps possible, avant que la maladie ne me rattrape. Pour cela, je suivais à la lettre mon traitement et je m'autosurveillais, pour rester en alerte face à l'arrivée d'une poussée potentielle. Paradoxalement, je ne prenais pas forcément soin de moi. Je maltraitais ce corps en ne l'écoutant pas, en poussant ses limites. Je restais en suractivité alors que j'étais épuisée, tout en traînant une douleur avec moi avant de la déclarer.

Mon objectif était de profiter du temps que je pouvais avoir, avant d'être hospitalisée. C'était certes une histoire de quelques jours. Mais durant ce laps de temps, je faisais comme si la maladie n'existait pas. Je refusais d'être malade en minimisant ces alertes. J'essayais de l'étouffer, mais c'était toujours lui le *gagnant*. Quand il revenait, il frappait beaucoup plus fort, et c'était l'effondrement. Je ne contrôlais plus rien et je subissais la maladie, jusqu'à ce que la poussée passe. Puis, cela repartait pour un nouveau cycle. J'ai vécu de la sorte jusqu'au début des années 2000. Cette période a été assez difficile à gérer, car j'enchaînais les poussées. Dans ces moments-là, je perdais tous mes repères ; mentalement, c'était difficile d'y faire face. Le coup de grâce a été l'épisode embolique. Il a été un des plus traumatiques de ma vie de malade par sa douleur, les difficultés respiratoires engendrées et bien sûr ses contraintes de traitement. Pour ma part, il n'était plus question que je le revive. Il m'avait marquée dans ma chair, et psychologiquement. J'ai donc commencé à être un peu plus à l'écoute de mon corps, à composer avec mon colocataire, à ne plus essayer de le minimiser. J'ai également appris à connaître mes limites, l'heure du consensus était arrivée. Dans ma première équation des choses à faire pour être en bonne santé, il me manquait cette dimension mentale et de bien-être.

Je devais me rééduquer, car en bon soldat, j'avais appris à reconnaître les signes de la maladie, à prendre les traitements adéquats. En revanche, je n'avais pas appris à bien vivre avec ma maladie, à la considérer comme un partenaire dans ma vie. Tout ce que je faisais, c'était pour être en bonne santé ; c'est-à-dire ne plus être physiquement malade. J'avais, je pense, l'espoir inconscient de pouvoir récupérer ma santé d'avant. À cette époque, j'avais encore une vision minimaliste de la santé. Elle consistait uniquement en l'absence de maladie : ce qui signifiait d'avoir un lupus en pause et c'était mon seul objectif. C'est pourquoi le début des années 2000 a été psychologiquement assez difficile à gérer, j'ai commencé à déprimer. Cette période de grande poussée lupique et l'apparition d'une nouvelle maladie induite par le lupus, c'était vraiment trop pour moi. Physiquement, j'avais perdu en termes de capacité. J'étais nettement plus essoufflée qu'avant, avec une fatigue plus présente. Le fait de ne plus pouvoir *faire* comme avant la poussée ou avant l'embolie m'était difficilement acceptable. Ainsi, plus j'enchaînais les hospitalisations, plus j'avais l'impression de ne pas m'en sortir. J'étais dans un cycle infernal. J'entrais dans un état de doute, de stress, de remise en question. Je devenais sans doute émotionnellement instable, et ce n'est pas bon pour ma maladie. C'est durant cette période que j'ai eu mes premiers suivis psy, sur recommandation de mon médecin. Je ne saurais pas vous dire si cela a eu un impact sur moi. Concrètement, je ne comprenais rien aux séances. J'avais l'impression que cela ne servait pas à grand-chose. Aujourd'hui, j'ai compris pourquoi, je n'étais tout simplement pas psychiquement prête.

Quelques années plus tard, dans le cadre de la prise en charge de mon obésité, j'ai suivi des ateliers de psychologie qui étaient intégrés dans ce programme. Leurs objectifs étaient de nous accompagner dans une *introspection personnelle* afin de se retrouver, d'apprendre à gérer son stress, ses angoisses, pour adopter de nouveaux comportements en vue d'un amaigrissement durable. Ces séances m'ont fait écho, une porte mentale commençait à s'ouvrir. Toutefois, à la fin de ce séjour, je n'ai pas continué cet accompagnement et j'ai remis cette thérapie à plus tard. Puis, en 2020, je me suis sentie prête. J'étais entre deux états émotionnels. Je n'allais pas mal, mais je n'allais pas bien non plus. J'avais besoin de comprendre ce qui se passait en moi, j'ai donc demandé à voir une psychologue. Cette fois-ci, c'était une démarche personnelle. Elle ne m'avait été ni recommandée ni prescrite.

Quand j'ai commencé ce suivi, j'ignorais vraiment ce que je cherchais, je voulais juste être bien, me sentir mieux.

Aujourd'hui, même s'il me reste encore certaines zones d'ombre, je me sens plus en phase avec mon *moi* malade. J'aborde différemment les nouvelles crises. Ces dernières années, mes introspections, les formations que j'ai suivies et certaines rencontres que j'ai faites, m'ont permis d'avoir un certain recul sur ma situation et d'avancer. J'ai dorénavant fait la *paix* avec mon colocataire. J'apprends à bien vivre avec lui, puisque finalement quel que soit mon combat, il sera toujours là ; il affectera ce qu'il aura envie d'affecter. En définitive, il ne me laisse pas le choix. Cependant, je vis avec en profitant pleinement des moments de calme, en adaptant mon mode de vie à la situation du moment. Je peux co-construire ma vie avec lui, tirer de lui ce qu'il y a de positif. Aujourd'hui, j'essaye de ne plus tirer sur la corde, j'adapte mon quotidien à mon état de santé. Ma chronicité m'a fait comprendre que la santé est en définitive un équilibre précaire. Il nécessite sans cesse des compétences d'adaptation et d'autosoin, pour lesquelles il est nécessaire de trouver son rythme. C'est de cette manière que j'ai progressivement trouvé mon état d'équilibre.

Vivre avec le lupus m'a appris à gérer l'imprévisible, à m'adapter à différentes situations en fonction de mes capacités. J'ai dû apprendre la *résilience* et me forger un certain mental, pour avancer, quel que soit son impact. La dimension psychologique m'a permis de prendre une certaine distance avec ma maladie, et de rebondir plus facilement après chaque coup dur. Ne jamais rien lâcher est ma devise.

ACTE IX

Un nouveau mode de vie

Chaque pas est un pas vers l'objectif fixé.

Des années d'obésité

Ma prise de poids a commencé le jour où j'ai rencontré mon lupus. Ce n'est pas la maladie qui a entraîné mon obésité, mais son traitement, en plus des mauvaises habitudes alimentaires à cause desquelles j'ai progressivement accumulé des kilos au fil des années. Depuis l'âge de dix ans, je prends des corticoïdes avec des doses plus ou moins importantes, en fonction de mon état. La cortisone est un anti-inflammatoire stéroïdien qui a de nombreuses propriétés, mais aussi des inconvénients, dont la prise de poids. Ce traitement a été très efficace pour gérer mes poussées. En contrepartie, à chacune de mes cures de cortisones, mon physique se modifiait et je prenais du poids. Pour diminuer ces effets, je suivais systématiquement en parallèle, un régime strict sans sel et sans sucre. Ainsi, suite à ma première corticothérapie, en suivant mon premier régime hypocalorique sans sel et sans sucre, j'ai rapidement perdu le poids que j'avais pris. J'ai retrouvé ma forme initiale avec la baisse progressive des corticoïdes. Puis rebelote ! Un an plus tard, j'ai plus ou moins rejoué le même scénario avec ma seconde poussée. J'ai d'ailleurs repris le poids perdu, gagné quelques kilos supplémentaires, et également découvert un autre effet secondaire de la cortisone : « elle ouvre l'appétit ».

En résumé, je dirais que ma vie de lupique a été plus ou moins rythmée par ce scénario. J'alternais des phases de prise et de perte de poids. Les régimes prescrits étaient tellement contraignants qu'au bout d'un moment je finissais par craquer. Je reprenais finalement tous mes kilos perdus, avec un bonus supplémentaire. Le yoyo est presque devenu une de mes spécialités. Puis, mes kilos se sont installés doucement et sûrement, sans que je m'en aperçoive. J'avais atteint la case « obésité morbide ». Parallèlement à cette prise de poids, je me trouvais également confrontée à de nouvelles émotions comme la frustration, la désillusion, la culpabilité, la peur de regrossir, la peur du jugement et la mésestime de soi. Cette guerre des kilos me faisait passer de la joie à la colère, en fonction du sens que prenait l'aiguille de la balance.

Le temps passant, je ne me suis plus vraiment occupée de ce poids qui s'installait et que je détestais. Je me sentais démunie et j'en voulais au lupus pour tous ces changements. Certes, il n'était pas le seul responsable, mais il en était l'initiateur. J'avais essayé les régimes prescrits, mais ça ne tenait pas dans la durée. Ils étaient trop restrictifs pour le long terme. J'avais aussi sollicité l'aide de professionnels, cela avait été un échec. En conséquence, je grossissais progressivement, continuant à rechercher des solutions que je ne trouvais pas. Avec la prise de poids, mon état général se dégradait. J'étais de moins en moins en forme, j'étais plus fatiguée, essoufflée au moindre effort. Je découvrais aussi de nouvelles douleurs qui n'étaient pas dues au lupus, mais à la prise de poids. J'avais désormais mal aux lombaires et aux genoux. Au niveau médical, j'étais fortement hypertendue et difficile à équilibrer. J'avais régulièrement des tensions au-dessus de quinze, même en étant sous de fortes doses d'antihypertenseurs. Ainsi, je suis passée progressivement d'une monothérapie pour l'hypertension à une bithérapie puis à une quadrithérapie. Ce qui correspond à une quantité de dix pilules à prendre par jour, uniquement pour mon hypertension. D'ailleurs, cela me vaut souvent quelques remarques de la part des pharmaciens ou d'autres médecins, qui pensent souvent que c'est une erreur de prescription. Bref, mon corps criait au secours, et je ne savais plus quoi faire. J'avais pourtant conscience que pour ma santé, je devais trouver une solution.

Se battre contre l'obésité ne revient pas seulement à atteindre un certain poids. C'est le combat de toute une vie. Il faut faire un « reset », réinitialiser sa façon de vivre, et se rééduquer aux bonnes pratiques de vie : c'est-à-dire adopter une bonne hygiène de vie afin de se maintenir dans la durée. Tant que l'on n'a pas pris conscience de cela, on se retrouve dans un cercle vicieux et c'était mon cas. En effet, plus je prenais du poids, plus les médecins me demandaient de maigrir, plus les kilos s'additionnaient. Les solutions qui m'étaient proposées par mon entourage et le corps médical, pour combattre mon mal-être, ne se résumaient qu'en une seule stratégie : *maigrir*. En effet, réduire mon poids améliorerait mon état général, m'aiderait à me sentir mieux. Mais si perdre du poids était aussi facile, ça se saurait. Les facteurs qui contribuent à l'obésité sont complexes, nombreux et variables d'un individu à l'autre, même si l'alimentation est le facteur majeur. En plus d'une mauvaise hygiène de vie (alimentation non équilibrée, sédentarité, manque de sommeil...), la santé émotionnelle, les troubles du comportement alimentaire, la génétique, les problèmes médicaux ou les effets secondaires de certains médicaments peuvent également intervenir dans la prise de poids.

Être obèse, dans notre société, est un fardeau qu'il faut porter en plus de son poids. Pourtant, depuis 1997, l'obésité est reconnue par l'OMS, comme *une maladie chronique de la nutrition.* C'est une maladie qui peut affecter le bien-être physique, psychologique et social des individus, bien qu'elle ne soit pas forcément perçue comme telle. Les personnes souffrant d'obésité sont souvent confrontées à la stigmatisation du poids dans de nombreux aspects de leur quotidien. Elles sont injustement perçues comme étant des personnes gourmandes, voire gloutonnes, nonchalantes, qui ne bougent pas assez et qui manquent de volonté. Cette vision simpliste de l'obésité peut amener un sentiment d'anormalité lié au regard que nous porte l'autre. Il en est de même pour les normes corporelles imposées par la société, bien que celles-ci commencent à évoluer.

L'arrivée de la Covid-19 dans le monde au début de l'année 2020 n'a fait que renforcer mon sentiment de mal-être. En effet, les formes graves de la maladie sont apparues essentiellement chez les personnes dites « vulnérables », c'est-à-dire les personnes ayant des comorbidités, ainsi que les personnes souffrant d'obésité. Il a été le facteur de risques de formes graves de la Covid-19 qui a été mis le plus en avant par le milieu médical et les médias. Cela a été accentué par les reportages diffusés par les chaînes d'information. Les personnes en situation d'obésité ont été stigmatisées comme responsables de leur état. D'ailleurs, derrière mon écran de télé, je me sentais responsable des maux que je porte. Cet abattage médiatique a provoqué un sentiment de véritable mal-être en moi. J'avais la triple peine entre ma maladie, mon obésité et la Covid.

Ainsi, souffrir d'obésité, c'est lutter en même temps contre la maladie et contre les stéréotypes sociaux. Je suis bien consciente que c'est un facteur de risques de maladies chroniques (maladies cardiovasculaires, diabètes, troubles musculosquelettiques, en particulier l'arthrose, certains cancers...), et qu'elle a des conséquences négatives sur la santé. Mais dans le cadre de l'obésité, on est encore dans une vision autoculpabilisante qui pourrait potentiellement empêcher les malades de se tourner vers des professionnels pour se faire aider. Pour vaincre cette maladie, encore faut-il déjà la connaître, la comprendre et se connaître. Dans ma vie de lupique, j'ai appris que chaque pas que l'on fait est un pas vers son objectif. Une guérison n'est pas instantanée, ou peut ne jamais être obtenue. Néanmoins, on peut toujours améliorer son quotidien, sa santé. Ainsi, après des années de lutte contre la course aux kilos, j'ai décidé un jour d'être en bonne santé, et de me battre contre cette maladie.

Le commencement

D'autant que je m'en souvienne, mes médecins m'ont toujours dit que je devais perdre du poids, surtout mon pneumologue. Il surveillait cela de près. D'ailleurs, ses consultations étaient une véritable épreuve pour moi, je devais passer sur la balance. Toujours avec bienveillance, il m'encourageait à perdre du poids, en m'expliquant les bienfaits que cela aurait sur ma santé, sur l'efficacité des traitements que je prenais. Il avait raison, il fallait que je fasse quelque chose, mon état se dégradait. En plus de perdre du souffle et d'avoir un corps douloureux, je ne me sentais pas bien physiquement, j'étais mal à l'aise avec mon corps. Tout ce que me disait mon pneumologue faisait écho en moi, mais je n'arrivais pas à m'en sortir. Perdre des kilos n'était pas aussi simple que de les avoir pris. Je ne savais pas quoi faire de plus que ce que je faisais : c'est-à-dire perdre 2,3 kg et en reprendre 5. C'est de cette façon que j'ai passé tout en douceur les différents stades d'obésité[33] jusqu'au jour où mon médecin me

[33]En fonction de l'IMC et de la répartition de la masse grasse, nous ne sommes pas confrontés aux mêmes degrés de risque de maladies. En effet, il n'existe pas une, mais plusieurs formes d'obésité. L'IMC définit les différents stades d'obésité et la répartition de la masse graisseuse permet d'évaluer les risques encourus. Par convention, on parle d'obésité proprement dite quand l'IMC est égal ou supérieur à 30. Et la sévérité de l'obésité est classée en 3 stades. Entre 30 et 35 d'IMC, l'obésité est dite modérée. Lorsque l'IMC franchit la barre des 35, elle est dite sévère et au-dessus de 40 morbide ou massive. Ainsi, plus l'indice est élevé et plus les

parla d'opération bariatrique. Cette fois-ci, ce n'était pas directement le lupus qui était impliqué, mais ses effets secondaires. C'étaient mes problèmes respiratoires et mon hypertension.

En effet, j'étais arrivée à un point ou maigrir devenait vital, afin d'éviter des complications futures. Mais je ne voulais pas me faire opérer, par crainte des complications. J'ai donc été orientée vers le service de nutrition de l'hôpital de la Pitié Salpêtrière. C'était la première fois qu'on me parlait de ce type de service. Tout était adapté pour les corpulences fortes, du mobilier au matériel médical. On ne risquait pas de rester coincé dans un fauteuil en s'asseyant, l'infirmière ne se battait pas avec le brassard de tension. Il faisait au moins deux fois le tour de mon bras. Plus besoin de le maintenir pour éviter qu'il ne s'ouvre, lors de la prise de tension. Ce sont des détails. Mais quand on est en situation d'obésité, il y a certains moments du quotidien qui nous rappellent que l'on n'est pas dans la norme. La plupart du temps, ce sont des situations embarrassantes. C'est pourquoi me retrouver dans une salle d'attente où on peut s'asseoir, sans se dire que « je risque de casser la chaise » ou que « je risque d'y rester coincée », ça soulage. Ce premier rendez-vous s'est bien passé. J'ai été interrogée sur mes habitudes alimentaires, et mon mode de vie. Puis on m'a programmé un DEXA[34] pour analyser ma composition corporelle.

Pendant deux ans, j'ai été régulièrement chez cette diététicienne participer à des ateliers. J'ai ainsi appris à cuisiner moins gras et intégré le programme « Diabet Action sport pour tous », afin de m'initier à l'activité physique. L'objectif est de lutter contre ma sédentarité, et par

---

risques de développer des maladies du fait de son surpoids deviennent très importants.

[34] Le DEXA est un appareil qui permet de mesurer la composition corporelle.

extrapolation de reprendre et maintenir une pratique régulière. Dans ma session, nous étions moins d'une dizaine, un préparateur physique APA (Activités physiques adaptées) animait les séances. Elles duraient une heure, combinaient du cardio et des exercices de renforcement musculaire. Ces séances d'activités physiques adaptées m'ont montré qu'il était possible de pratiquer une activité qui soit compatible avec mon état de santé : j'y ai complètement adhéré. J'ai beaucoup apprécié ce programme. Il m'a permis de me rendre compte des bénéfices qu'apporte l'activité physique, de voir certains effets immédiats. Par exemple, j'avais gagné en souplesse et j'étais moins essoufflée. J'ai également découvert la marche nordique que je continue de pratiquer. Cela m'a motivée pour continuer à bouger, tout en m'apportant un certain bien-être. Je me sentais bien après une bonne transpiration, j'étais contente de moi. Dans cette dynamique, j'ai décidé de m'inscrire en salle de sport en faisant parallèlement de la marche tonique et nordique avec ma sœur. Je comptais désormais mes pas. J'avais appris lors de mon stage qu'il fallait marcher au moins dix mille pas par jour pour rester en forme et en bonne santé. D'ailleurs, pour les atteindre, je faisais parfois le tour de mon appartement le soir ou du quartier. En salle de sport, je ne faisais que du cardio (vélo elliptique, vélo, tapis) et je suivais les cours de Zumba et de « RPM les Milles ». C'était un plaisir d'y aller, je me sentais physiquement mieux. Ce n'était pas ma première inscription en salle de sport. Par contre, c'était la première fois que j'exploitais mon inscription et que j'y allais régulièrement et en pleine conscience. Au niveau du poids, je n'en prenais plus, c'était déjà une première victoire, j'avais perdu quelques kilos. Cela a impacté positivement sur mon état général, en améliorant mon bien-être. Je m'étais également inscrite à l'aquagym et j'avais diminué le grignotage. Mais malgré tous ces efforts, mon poids stagnait et il commença à remonter. Puis un jour j'ai arrêté d'y aller.

Au printemps 2014, ma sœur me parla de la clinique de Villecresnes. Elle est spécialisée dans le domaine de l'obésité. Pour la première fois de ma vie, je me confrontais à mon obésité en toute conscience. J'étais prête à me battre pour ma santé. La différence avec les initiatives d'avant, c'est que cette fois-ci, j'avais pris la décision par moi-même. C'était mon projet, et j'avais décidé de maigrir. Une des raisons qui m'a motivée, c'est la future naissance de ma nièce Aliyah. C'était le premier petit enfant de la famille. Pour cela, j'ai pensé au futur. Mon état actuel de santé ne m'aurait pas permis de profiter pleinement des futurs moments à passer avec elle, Tata étant toujours fatiguée. J'ai donc fait les démarches nécessaires pour essayer de m'en sortir. J'ai ainsi présenté ce nouveau projet de vie, qui était d'intégrer la clinique de Villecresnes pour maigrir, à mes médecins. Ils m'ont encouragée dans cette démarche. À partir de ce moment, j'ai commencé ma quête du « graal ». Si je me souviens bien, pour pouvoir accéder à cette structure, je devais tout d'abord trouver un ou une nutritionniste qui y travaille, lui présenter une lettre de recommandation de mon médecin traitant, pour justifier de la nécessité d'intégrer cette clinique. Comme si ça ne se voyait pas ! Cette étape m'énerva un peu. Je devais justifier d'être obèse pour intégrer une clinique spécialisée dans l'obésité, alors que depuis des années on me répétait en boucle que je devais maigrir. J'ai donc pris mon mal en patience, et j'ai franchi toutes les étapes nécessaires pour intégrer cette clinique. Pour moi c'était mon dernier espoir.

J'ai donc rencontré la nutritionniste qui me suit actuellement. Ma première consultation s'est très bien passée, je n'ai pas eu l'impression d'être jugée. Quand je ne perdais pas de poids ou que j'en reprenais un peu, elle ne me culpabilisait pas. Elle essayait de comprendre où se trouvaient mes failles, on travaillait dessus. C'était bienveillant, contrairement à certains suivis que j'ai pu avoir dans le passé, et qui m'ont laissé une mauvaise image des diététiciens. Ces professionnels voyaient la non-perte de poids comme un échec, mais pas comme un problème qu'il fallait résoudre. J'ai donc continué en apportant des modifications à ma façon de manger et en bougeant davantage. Quelques mois plus tard, j'ai obtenu une place pour la clinique. J'avais perdu 4 kg avant d'y entrer, j'étais contente de moi, motivée et surtout déterminée.

La clinique de Villecresnes

Mon séjour à la clinique de Villecresnes a été un véritable électrochoc. D'un point de vue nutritionnel, j'ai découvert que l'on pouvait manger de tout et maigrir. Ce qui contrastait totalement avec mes régimes restrictifs. Durant des années, j'avais appris à perdre du poids uniquement en me privant, en étant constamment frustrée. Dans cette clinique, j'apprenais le contraire. Cet établissement est spécialisé dans la réinitialisation alimentaire, et plus globalement dans la prise en charge de l'obésité, de la nutrition et du diabète. On n'y fait pas de cure d'amaigrissement. En revanche, on y réapprend les bases d'un mode de vie sain et équilibré, à l'aide d'ateliers éducatifs adaptés. Des conférences animées par des psychologues sont également mises en place afin de nous amener à réfléchir sur nous-mêmes, et sur la relation que nous pouvons avoir avec la nourriture. L'idée est d'apprendre à mieux gérer ses émotions, dans le but d'adopter de nouveaux comportements en vue d'un amaigrissement durable. Ce programme se divise en deux parties : la médecine et le soin de suite.

Durant la partie médicale, un bilan complet de mon état de santé a été réalisé. J'ai été pesée, mesurée et j'ai vu différents spécialistes. J'ai ainsi vu un cardiologue, un pneumologue, un rhumatologue, un psychiatre et les diététiciens. Ayant des douleurs lombaires, j'ai aussi bénéficié de séances de kinésithérapie. Ce « check-up » permet au médecin de savoir où l'on en est d'un point de vue physique, physiologique et comportemental, pour que le staff médical puisse élaborer un programme personnalisé. Ainsi, après avoir eu le feu vert de ma nutritionniste, j'ai pu passer à la seconde partie de ce parcours de soin. C'est celle que j'attendais avec impatience : « le grand RESET alimentaire » et faire du sport. Je suis donc ensuite passée en soins de suite. Contrairement à mon séjour en médecine, où l'on est plus ou moins isolé des patients qui sont en soin de suite, nous avons été répartis en différents groupes de niveaux. Toutes les activités se font avec son groupe, excepté les conférences. Bien évidemment, on parle ici de santé. C'est pourquoi les groupes sont établis en fonction de nos capacités, et notamment par rapport à notre mobilité.

L'hospitalisation en soin de suite est un retour sur les bancs de l'école. En effet, durant vingt et un jours, nous avons un planning que l'on doit suivre à la lettre. Il y a des cours, des ateliers de nutrition, de réadaptation à l'activité physique, et des conférences-débats. La participation à ce programme nécessite un réel engagement, à l'issue duquel on repart avec un bagage informatif qui favorise la reprise en main de notre santé. J'ai appris, par le biais de ces différents ateliers d'informations et d'apprentissage à :

– Mieux manger grâce au cours de diététique : nous avions, cinq jours sur sept, un cours de diététique sur des notions de base de l'alimentation. J'ai ainsi appris le rôle des nutriments, la notion d'équilibre alimentaire, et ce dont a besoin le corps pour bien fonctionner. Nous avons également travaillé sur les idées reçues. Ces ateliers m'ont appris à constituer des repas équilibrés. J'ai réappris à mieux manger. Les diététiciens nous ont aussi donné des petites astuces pour gérer certaines situations de vie qui peuvent parfois être délicates ; notamment comment aborder les invitations à manger sans se culpabiliser, ou manger de façon équilibrée au restaurant tout en prenant son plaisir. L'idée est de ne pas rester dans de la frustration. Dans le rééquilibrage alimentaire, aucun aliment n'est interdit. Mais il faut faire attention aux aliments trop sucrés ou trop gras. Ces différents ateliers m'ont aidée à prendre conscience de ce que je mangeais, de ce que je devais mettre en place pour améliorer mon alimentation. D'ailleurs au terme de mon parcours, les diététiciens m'ont fait un bilan nutritionnel et remis mon plan alimentaire. Ce plan est totalement personnalisé et adapté à mes besoins.

– À bouger plus par la pratique d'une activité physique quotidienne, afin d'optimiser la perte de poids. Nous avions ainsi tous les matins, excepté le dimanche, une séance de renforcement musculaire ou de marche tonique. Après le repas deux à trois fois par semaine, une marche était également prévue. J'avais aussi pris, en plus, des séances d'aquagym et de cardio en salle. Mon affinité pour l'activité physique s'est confirmée. J'ai définitivement adopté la marche rapide, que je pratique désormais de façon régulière. Ce monde, que je ne connaissais pas, me procurait des sensations inédites. En effet, j'avais été dispensée de sport une bonne partie de mon adolescence. Enfin, je retrouvais une autre forme d'existence.

Ma participation à ce programme a totalement été bénéfique. J'y ai acquis les compétences nécessaires pour mieux gérer ma pathologie au quotidien. J'ai appris à la connaître et à mieux me connaître. Je me suis découverte, ainsi que les joies de la marche rapide et du renforcement musculaire. Je me suis également aperçue que j'étais capable de faire beaucoup de choses, que j'avais des potentialités dont je n'avais pas conscience ; notamment dans la pratique de l'activité physique. J'ai aussi vécu une véritable aventure humaine, grâce aux rencontres que j'y ai faites ; qu'elles soient intra-groupe ou inter-groupe. Bien que nous ne soyons pas tous au même niveau, nous étions solidaires les uns envers les autres. Ainsi, un ex-body-builder et un marcheur m'ont pris sous leurs ailes et m'ont encouragée dans la réalisation de mes exercices. Nous avons créé notre groupe de marcheurs et enchaîné les kilomètres de marche. J'étais partie seule dans cette aventure, et je l'ai vécue en groupe. Les ateliers et les soirées que nous passions ensemble restent inoubliables. J'ai également rencontré Lucie dite « the beast », avec qui nous avons mis en place la marche du dimanche. Au-delà des activités, nous avons tissé de véritables liens d'amitié.

Après cette hospitalisation, j'ai réussi à perdre une vingtaine de kilos, en mettant en pratique les principes que j'ai appris. Ces trois semaines m'ont permis de mettre en place une bonne hygiène de vie, et de me débarrasser de certaines mauvaises habitudes. J'y ai également appris à manger en pleine conscience, et non pour survivre ou me punir. Je me suis bien maintenue pendant deux, trois ans. Mais mes démons m'ont rattrapée. Je me suis décentrée de moi, j'ai repris progressivement mes mauvaises habitudes et du poids. Néanmoins, je n'abandonne pas et continue de faire des efforts sur moi-même.

Apprendre à prendre soin de soi

De la maladie, j'ai appris que le plus dur des engagements, c'est de s'engager sur soi-même. Depuis mes dix ans, je lutte quotidiennement pour me maintenir en vie et garder mon état d'équilibre. Je me battais contre une maladie incurable, mais avec laquelle je vivais en suivant une certaine discipline de vie. Pendant des années, j'ai eu une relation conflictuelle avec mon colocataire. Il m'a longtemps culpabilisée, et j'ai parfois ignoré ses appels. En définitive, j'ai dû apprendre à vivre avec lui, je me suis adaptée en faisant acte de consensus. À partir de ce moment, j'ai commencé à faire la paix avec mon état maladif, et à prendre soin de moi, plus précisément de mon bien-être. C'est durant ce séjour que j'ai compris qu'il fallait que je m'investisse également sur moi et pas uniquement sur mes traitements. Je ne devais plus me voir comme une malade « en sursis », mais une malade « bien portante » ; c'est-à-dire gagner mon état d'équilibre et vivre de façon optimale avec ma maladie.

Il faut dire que durant des années, j'ai tellement été occupée à gérer mon lupus, à prendre soin de lui, à essayer de le garder en veille, que je me suis oubliée. Je n'ai plus pris soin de ma personne, la maladie ayant pris toute la place. J'ai certes fait tout ce qui m'était prescrit pour me soigner, sans toutefois réellement mener des actions en faveur de mon bien-être. Je n'avais pas appris à le faire, puisque les autres l'ont toujours fait pour moi, que ce soit mon entourage ou le corps médical. Ainsi, j'avais pris l'habitude de me laisser plus ou moins porter. C'est ce que j'ai compris en faisant ce programme de rééducation nutritionnelle en 2014. Ce *combo* de surveillance en pleine conscience a fait des miracles sur ma santé et mon *mindset*[35]. L'activité physique adaptée y a été pour beaucoup. Elle m'a amené une nouvelle dynamique : celle du dépassement de soi.

En investissant dans ma santé, en mettant en place des activités favorables à celle-ci, j'ai pu reprendre le contrôle de mon corps, en me reconnectant avec moi-même. Je suis sortie ainsi du sentiment d'impuissance que l'on peut parfois ressentir, lorsque l'on a une maladie chronique, c'est-à-dire l'impression d'être limité.

---

[35] *Mindset* : mot anglais qui signifie « état d'esprit ».

ACTE X

L'AVC surprise

Vivre avec une maladie chronique, c'est vivre une vie pleine de surprises : certaines sont bonnes, d'autres non.

L'Accident vasculaire cérébral surprise

L'écoute de son corps est indispensable pour se maintenir en santé. C'est malheureusement une chose que je ne maîtrise pas encore : m'arrêter quand je suis épuisée, ne pas continuer mes activités avec un corps douloureux et fatigué. C'est l'état dans lequel je me suis trouvée au cours de cet hiver de l'année 2022. Je savais que quelque chose n'allait pas, mais professionnellement je voulais finir certains travaux avant de m'arrêter. Je pensais que j'avais encore de la marge avant d'atteindre ma zone de santé critique, c'est-à-dire le crash. Alors, j'ai continué à tirer sur la corde, malgré les conseils de mes proches. J'aurais dû les écouter, je me suis complètement trompée. J'avais sous-estimé mon état et je me trouvais déjà dans la zone rouge : mon corps a fini par me lâcher. Il s'est d'abord attaqué à mes genoux. Je ne pouvais quasiment plus me déplacer sans ressentir d'intenses douleurs. Sauf qu'il ne s'est pas arrêté là.

Après des années de silence d'un lupus éteint depuis cinq ans, j'ai cru que cette fois-ci la maladie allait m'avoir par KO.

Ce mardi 5 avril de l'an 2022, j'ai fait une rupture d'anévrisme. C'est un Accident vasculaire cérébral (AVC) de type hémorragique. On en parle peu. Pourtant, chaque année en France, près de cent cinquante mille personnes sont victimes d'un AVC. C'est une pathologie qui est loin d'être anodine. L'AVC est la première cause de handicap physique acquis de l'adulte, la deuxième cause de démence après la maladie d'Alzheimer. C'est aussi la troisième cause de décès, après les maladies cardiovasculaires et le cancer. En France, c'est également la première cause de décès chez la femme. Du nourrisson aux personnes âgées, il n'épargne personne et peut survenir à tout âge.

Comme à mon habitude, j'ai eu droit à la version la moins fréquente de l'attaque cérébrale. La mienne représente 20 % des cas. Elle est provoquée par la rupture d'une artère cérébrale, qui entraîne un saignement à l'intérieur du cerveau. C'est la forme la plus grave. J'ai décidé de parler de cette pathologie, parce qu'aujourd'hui je fais partie de ces cent cinquante mille personnes. Je n'aurais jamais pu l'imaginer, puisque mon AVC est arrivé par surprise sans prévenir. J'étais seule chez moi, je venais de finir une visioconférence. J'étais donc tranquillement assise devant mon ordinateur, quand tout à coup vers 11 heures 30-12 heures, j'ai eu une drôle de sensation à la tête. C'était comme si un élastique avait soudainement cassé. Puis juste après, j'ai subitement eu de violents maux de tête frontaux. J'avais l'impression d'avoir une barre dans la tête. C'était intense, ça me rappelait ceux que j'avais eus l'année d'avant et pour lesquels j'avais été hospitalisée. Ils étaient dus à la présence d'un adénovirus. Je n'ai pas paniqué, je voulais juste que ce mal de tête s'arrête.

J'ai alors pris un Efferalgan pour atténuer la douleur. Je comptais faire une sieste pour la faire passer quand mon instinct m'a dit d'appeler ma mère. Mais juste avant de prendre le téléphone, une douleur irradiante s'est propagée le long de ma nuque et de ma colonne vertébrale, pour s'étendre au niveau du bassin. Puis, je n'ai plus senti mes pieds durant quelques secondes. J'ai compris qu'il y avait quelque chose d'anormal qui se passait, et décidé d'activer mon protocole d'urgence. Il consiste à prévenir mes parents, pour que l'un d'eux vienne chez moi en attendant les secours ; à appeler les secours, et prévenir mon médecin. J'ai donc appelé ma mère. Elle a immédiatement mis un nom à ce qui se produisait en moi, quand je lui ai énuméré mes symptômes. « Tu fais un AVC, ne t'endors pas », m'a-t-elle dit. Son ton était calme. En parallèle, elle a appelé ma sœur qui a géré la coordination entre les secours et ma famille, pendant que ma mère me gardait au téléphone pour que je ne m'endorme pas. Une fois les secours arrivés, elle a contacté mon médecin pour l'informer de mon état.

Suite au signalement de ma sœur, les pompiers m'ont rappelée. En effet, quand on est adulte, ils doivent directement te parler. Heureusement que j'étais consciente et que je pouvais m'exprimer. J'ai donc eu les pompiers en ligne, répondu à leurs questions. Puis je suis allée ouvrir ma porte d'entrée pour qu'ils puissent entrer, comme j'ignorais si j'aurais encore la force de me lever quand ils arriveraient. J'en ai profité pour préparer mon *bujo care*, le carnet ou je note tous mes antécédents médicaux, mes derniers comptes rendus d'hospitalisations, pour les mettre à disposition, ainsi que ma dernière ordonnance. Entre-temps, mon père et mon frère sont arrivés. Je leur ai demandé de me préparer un sac avec mes médicaments et du change. Je sentais que j'allais être hospitalisée.

À ce moment précis, je n'avais pas conscience de la gravité de mon état ni de l'urgence de ma situation. Dès l'instant où mon mal de tête s'est déclenché, mon pronostic vital était en jeu. L'AVC, c'est une course contre-la-montre. Elle démarre dès le premier symptôme. Qu'il s'agisse d'un vaisseau obstrué ou rompu, l'interruption brutale du flux sanguin vers le cerveau entraîne la perte de 2 millions de neurones pour chaque minute qui passe. C'est pourquoi l'AVC est une URGENCE VITALE. Sa prise en charge vise à préserver un maximum de connexions entre neurones, et à arrêter au plus vite cette hécatombe neurologique[36].

Ma mère avait fait le bon diagnostic. Je traitais pourtant cette nouvelle maladie de la même manière que les autres. Je n'avais pas pris conscience de l'urgence de la situation : je subissais une attaque cérébrale. En dépit du mal de tête, je parlais sans difficulté et tous mes membres fonctionnaient parfaitement. À cette époque, j'ignorais qu'un mal de tête pouvait être un symptôme d'AVC. Toutefois, ce n'était pas le seul symptôme. J'avais subi une seconde vague d'attaque qui ne laissait aucun doute sur son origine. Mais elle avait été si succincte qu'elle ne me semblait pas réelle, et en définitive, elle est passée au second plan. Avec du recul, je pense que j'étais soit dans le déni, soit en état de choc.

Les pompiers sont ensuite arrivés. Ils m'ont posé toutes sortes de questions, dont les réponses étaient dans mon carnet. J'avais tellement mal à la tête que parler m'incommodait. Après avoir pris les renseignements nécessaires, ils m'ont emmené aux urgences de l'hôpital Bicêtre. Ensuite, c'est une longue attente qui a commencé.

Les urgences : une attente interminable

On m'a toujours dit qu'il y avait des cas prioritaires, comme les douleurs à la tête et à la poitrine. Moi, j'ai eu l'impression de ne pas l'être. Je suis arrivée aux urgences aux environs de 12 heures 30-13 heures. J'étais dans un état de demi-conscience tellement la douleur à la tête était intense. J'oscillais entre des phases d'endormissement et de réveil. Par ailleurs, j'ignorais combien de temps duraient mes périodes de

[36] https://www.inserm.fr/dossier/accident-vasculaire-cerebral-avc/

sommeil. Je ne portais pas ma montre. En dehors de tenir ma tête entre mes mains, je ne pouvais rien faire d'autre. Les pompiers m'avaient laissée dans le couloir. Ils ont fait leurs transmissions et sont repartis. Quand je me suis réveillée, j'étais dans un box. J'avais toujours mal, mon téléphone n'arrêtait pas de sonner. Je savais que c'était ma famille, mais ma douleur était trop intense, je ne pouvais pas répondre. Je me souviens à un moment qu'un médecin est venu me voir. Je n'arrivais pas à rester éveillée et il me posait des questions, que je n'entendais pas. Il essayait de me réveiller et je n'y arrivais pas. J'avais juste une douleur insupportable au crâne. En plus, je ne comprenais pas le pourquoi de toutes ces questions et pourquoi je traînais encore aux urgences.

J'avais pourtant fait le nécessaire, tout devait avoir été dit lors de la transmission entre les pompiers et les médecins. Pourquoi n'avais-je pas encore de diagnostic ou d'examen ? L'heure tournait et j'étais toujours dans un état de demi-conscience. Puis j'ai eu des nausées et cela m'a réveillée. J'ai eu le réflexe de me tourner sur le côté pour que je ne vomisse pas sur moi. Je ne voulais pas rester dans mon vomi pendant des heures. En effet, en dehors de ce médecin, personne n'était passé me voir. J'avais l'impression que cela faisait des heures et des heures que j'étais là. Je ne me plaignais pas, je n'avais pas de mal à parler, ni de paralysie, juste un mal de tête intense. Était-ce la raison pour laquelle je traînais aux urgences ? Était-ce parce que je n'avais pas l'air malade ? Apparemment, je n'avais pas la symptomatologie d'un AVC, pourtant j'étais en train d'en faire un. Ma mère me l'a diagnostiqué en deux secondes en m'écoutant au téléphone. J'avais pourtant énuméré les mêmes symptômes aux pompiers. Pourquoi traînais-je encore là ?

Ensuite j'ai eu un besoin urgent d'aller aux toilettes. Je n'ai pas trouvé de sonnette dans les environs, je ne voyais pas non plus le personnel soignant dans mon champ de vision pour demander un bassin. La première idée qui me vint alors à l'esprit était de demander de l'aide à voix haute : j'ai donc essayé d'appeler : « S'il vous plaît, y a-t-il quelqu'un ? » Mon idée avait été si bonne, que l'ensemble des malades qui étaient autour de moi ont fait de même. Bref, ma demande a été étouffée dans un brouhaha. Je décidais alors de me lever, et tant bien que mal je suis partie aux toilettes. Elles étaient à environ 20 mètres, j'avais l'impression de marcher des kilomètres. Le fait de me mettre debout me fit revomir. Je suis repartie dans mon box. Le téléphone re-sonna. J'allais un tout petit peu mieux, je répondis cette fois-ci : c'était ma mère. Elle s'inquiétait, je lui fis un topo rapide de ma situation : je n'avais pas encore fait d'examens et un médecin était passé. Il était 18 heures, le temps passa. Il me semble que l'on me fit un scanner, dont je ne me souviens que sous forme de flash. Ensuite, quand j'ai repris conscience, j'étais déplacée et je me retrouvais de nouveau dans le couloir à côté d'autres lits. J'ai eu de nouveau envie d'aller aux toilettes. Un infirmier passa, je lui ai alors demandé un bassin. Il m'a répondu : « je vous ai vue vous lever tout à l'heure pour aller aux toilettes, vous pouvez y aller toute seule ». Je lui ai alors répondu : « oui, mais j'ai vomi après m'être levée ». J'ai eu mon bassin. Ensuite, le temps passa de nouveau.

Après cet épisode, mes souvenirs sont confus. J'ai surtout eu des flashs. Je me souviens, à un moment, avoir vu deux, trois médecins discuter autour de moi, et dont l'un des trois était beaucoup plus âgé. D'après mon expérience, je dirais que c'était le chef de service. Si c'était le cas, cela signifiait qu'il y avait des cas difficiles, et j'espérais ne pas en faire partie. Il me semblait qu'il y avait une piste de diagnostic, puisque je devais refaire un scanner avec contraste. En revanche, on ne m'a pas dit ce que l'on me suspectait. Puis c'est le black-out total. Quand je me suis réveillée, j'étais en salle de réveil. Le diagnostic est tombé, j'avais fait une rupture d'anévrisme.

Un éternel recommencement

Le 6 avril 2022 à 7 heures du matin, j'envoyai un SMS à ma mère et à ma sœur pour leur dire que j'avais fait une rupture d'anévrisme, ainsi que le nom du service dans lequel je me trouvais. La nuit du 6 avril, j'avais été transféré dans le service de réanimation chirurgicale. À partir de ce moment, j'ai bénéficié d'une bonne prise en charge. Mon anévrisme a été traité dans la journée. J'ai ensuite passé dix-sept jours en réanimation sous haute surveillance. Les premiers jours ont été très difficiles. J'avais toujours très mal à la tête, et je ne supportais pas la lumière. J'avais à ma disposition une pompe à morphine, et des antalgiques pour calmer la douleur. Au début, je n'osais pas trop appuyer sur la pompe pour prendre une dose. Je craignais de devenir accro. En plus, cela me donnait des hallucinations. J'avais l'impression d'être dans une autre dimension. Mais la douleur était telle que j'ai fini par appuyer plus souvent sur ce bouton.

J'apprenais à gérer ma douleur. Progressivement, ces douleurs ont disparu, la lumière devenait de plus en plus supportable, j'allais mieux. À partir du 13 avril, on a commencé à me mettre dans la position assise. Le 15 avril, on me mettait debout dans la chambre. Bien sûr, j'étais maintenue par le personnel soignant parce que je n'avais vraiment pas d'équilibre. J'étais comme un enfant qui apprend à marcher. Le 16 avril, j'ai commencé à faire mes premiers pas et mes jambes n'arrêtaient pas de trembler. C'était la première fois que je quittais ma chambre et que je me déplaçais en position debout depuis des jours. Pour cette première marche, j'ai eu droit aux applaudissements des soignants. C'était pour aller aux toilettes. Leurs applaudissements m'ont fait chaud au cœur. J'ai compris que je revenais de loin. D'ailleurs, j'ai toujours eu du mal à évaluer la gravité de ce qui m'arrive. En effet, je marque peu la maladie et je récupère assez vite. J'ai tendance à tout normaliser et dédramatiser, alors que ce n'est pas normal ni anodin. J'ai été élevée dans cette dynamique. C'est peut-être mon processus de défense. Je me laisse me morfondre quelques minutes et hop, il faut se bouger. Dans ma famille, c'est comme ça !

À la suite des quinze jours où j'étais alitée, j'ai dû réapprendre les gestes les plus simples de la vie, comme marcher, se doucher, aller aux toilettes en autonomie. Contrairement à ce que l'on pourrait penser, même si mon état était assez grave et douloureux, j'ai passé grâce à la bienveillance de l'équipe médicale, « un bon séjour » en réanimation. L'équipe de réanimation chirurgicale est au top. Non seulement on vous fait vos soins, mais on prend aussi soin de vous, en étant à votre écoute, en anticipant vos besoins, en discutant de choses et d'autres. Je ne me suis jamais sentie abandonnée ou seule dans ce service. J'étais au courant de tout ce que l'on me faisait. L'équipe médicale prenait le temps de bien m'expliquer les choses. Je pense que toutes ces attentions ont eu un réel impact positif sur ma santé, en m'incitant à aller de l'avant plutôt que déprimer. La présence quotidienne de ma famille auprès de moi, la visite de mes ami(e)s, m'ont permis également de garder le moral et donné la force de me battre. D'ailleurs, le premier jour que j'ai passé en autonomie, ma sœur m'a fait une petite chanson enregistrée en audio pour me féliciter. Elle m'a composé une chanson, pour la première douche que je prenais sans assistance.

Ouuuh yeah!
Gladys, elle a pris une douche seule
Elle a marché jusqu'à la douche
Elle est revenue après s'être frottée
Ça fait du bien, ça fait du bien, ça fait du bien
Tous ensemble, chante
Ouuuh ça fait du bien, ça fait du bien
Une bonne douche
Bravo pour tes progrès

Scannez-moi
pour écouter la chanson

Ces quelques phrases m'ont fait du bien, j'en ai rigolé. J'ai d'ailleurs fait écouter cette chanson à une soignante qui a également éclaté de rire. Toutes ces petites attentions ont *boosté* mon moral durant cette épreuve difficile. J'ai ainsi pu participer quelques minutes à l'anniversaire de ma petite-nièce de quatre ans, par « Face Time Vidéo ». Malgré le fait que je sois en réanimation, je n'étais pas déconnectée de certaines activités, grâce à ma famille et à mes ami(e)s. Ce sont mes proches, ils arrivent toujours à me faire dédramatiser la situation, alors que je sais que pour eux, c'est loin d'être facile. Ils savent cependant que je dois garder le moral. C'est la priorité numéro un dans mon processus de guérison.

Je suis consciente que ma famille a eu peur de me perdre cette fois-ci. Pendant plus de douze heures, ils étaient restés sans nouvelles, sans savoir ce que j'avais. On en parle peu, mais une maladie chronique n'affecte pas que le malade. Elle chamboule aussi la vie des aidants qui s'adaptent à votre état. Tous les jours, ils étaient là. Au début, je n'avais pas vraiment bonne mine, alitée avec tous ces tuyaux qui m'entouraient ; reliée à des appareils dont la fonction était de surveiller mes constantes. Malgré cela, ils ne se laissaient pas abattre et ne laissaient rien paraître. La phase de risque étant passée, j'ai pu quitter ma *cellule*. J'ai ensuite été transférée dans le service de neurochirurgie.

Je pensais que mon embolie de 2004 était ce que j'avais vécu de pire, je me suis trompée. Mon AVC a tout surpassé par sa soudaineté et ses conséquences. Ce n'est pas mon premier combat contre la maladie, c'est celui qui a été le plus violent : je ne m'y attendais pas. Avant ma rupture d'anévrisme, je n'ai eu aucun signe avant-coureur. J'ai été sauveteuse secouriste du travail, on vous apprend à repérer les AVC. Pourtant, je n'avais pas réussi à repérer le mien. Il semblait difficilement repérable, vu le temps qu'a pris le diagnostic. Ce n'étaient peut-être pas des symptômes classiques. Cette expérience m'a appris que si des symptômes apparaissent brutalement (comme une déformation de la bouche, une faiblesse d'un bras et/ou d'une jambe d'un seul côté du corps, des troubles de la parole, de la vision, de l'équilibre ou de la coordination des membres, un mal de tête intense et inhabituel...), il faut immédiatement appeler le Samu, et cela même si le symptôme disparaît après quelques minutes. Il peut s'agir d'un AVC, et dans ce cas-là chaque minute compte.

Je sais que je ne marque pas la maladie de l'extérieur. D'ailleurs, une des premières remarques qui m'a été faite quand je suis arrivée au service de neurologie, c'est que je n'avais pas l'air d'avoir fait un AVC. C'est une remarque un peu maladroite, mais que j'ai malheureusement entendue maintes et maintes fois dans mon parcours de malade chronique : « pourtant ça ne se voit pas ». Néanmoins, à chaque fois que je suis malade, mon corps s'en trouve marqué, bien que cela ne soit pas toujours visible. Et je dois me réadapter à ce nouveau *moi*. Aujourd'hui, un long chemin d'apprentissage se représente à moi. Le plus important est qu'il ne m'empêche pas de m'épanouir.

ACTE XI

La maladie chronique

Vivre avec une maladie chronique revient à adopter une autre allure de vie favorable à sa santé.

La chronicité : une histoire sans fin

Les progrès de la médecine, la diversification des prises en charge, la crise sanitaire et l'action des associations ont mis en lumière la notion de « maladie chronique » dans l'espace public. Pourtant, ces pathologies qui touchent près de 36 % de la population française, soit 24 millions de personnes[37], restent encore incompréhensibles. Il faut dire qu'elles vont à l'encontre de la représentation que l'on se fait de la maladie, et défient parfois les lois de la logique. Il n'y a pas réellement de règle, mais la vie avec une pathologie chronique est loin d'être un long fleuve tranquille : c'est un état instable. Vivre avec une pathologie chronique, c'est apprendre à cohabiter avec un colocataire indésirable, qui devient le marionnettiste de votre chronicité. À l'inverse de la maladie aiguë, la maladie chronique est sans fin et ne se guérit pas en général. Le temps passant, elle devient une « maladie de compagnie » qui s'installe dans la vie du patient, en lui imposant de façon

[37] Source : chiffres 2022 de l'assurance maladie.

aléatoire des moments de crise, de rémission et de rechute[38]. C'est un va-et-vient perpétuel entre ces différents états, mais également entre les émotions qui en découlent.

En résumé, la maladie chronique est une maladie évolutive qui affecte le quotidien. Elle ne se guérit généralement pas. Invisible dans la plupart des cas, elle peut néanmoins générer des limitations, voire une invalidité ou un handicap, ainsi que des contraintes thérapeutiques. Par sa chronicité, elle a autant de conséquences sur l'instant présent que sur le long cours. Elle nécessite des modifications de comportements ou une réorganisation du quotidien. De plus, par l'alternance de ses états, les expériences douloureuses sont sans cesse répétées. Cette maladie demande d'être quotidiennement dans de l'anticipation et de l'adaptation, afin de pallier la variabilité de ses symptômes. L'objectif des traitements et des soins est de réduire son impact sur la santé, prévenir les symptômes et les effets secondaires, afin d'améliorer la qualité de vie du patient.

Un nouveau concept de normalité

Le malade chronique n'est pas un patient comme un autre. Il ne guérit pas et a pourtant l'air « bien portant ». D'autre part, l'amélioration des traitements a permis de prolonger la vie de ces patients, tout en atténuant leurs effets secondaires et ceux des poussées. Cela a également conduit à la chronicisation de certaines maladies considérées autrefois comme mortelles[39]. C'est notamment le cas de l'infection par VIH. Elle a ainsi amené une nouvelle vision de la santé et de la maladie. En

---

38 Marin (Claire), « La maladie chronique ou le temps douloureux », Emmanuel Hirsch (éd.), *Traité de bioéthique. III - Handicaps, vulnérabilités, situations extrêmes.* Érès, 2010, pp. 119-129.

39 PEREIRA PAULO (Lennize) et TOURETTE-TURGIS (Catherine), « La construction de la maladie chronique et du sujet malade comme objet de recherche dans les sciences humaines et sociales. » [en ligne], déc. 2019. <https://crf.hypotheses.org/451>

effet, quand on pense à la santé, la première idée que l'on a correspond à l'état idéal d'un organisme sans maladie. Elle se fonde sur des normes et des valeurs cibles, qui justifient la bonne santé[40]. Il y a aussi la définition que nous avons de notre propre santé, celle qui tient compte de notre bien-être, et devient en conséquence une santé subjective. Nous savons que la santé des uns n'est pas celle des autres, puisqu'elle est propre au vécu de chacun.

De ce fait, lorsque ma maladie chronique est sous contrôle grâce aux traitements que je prends, je peux me sentir bien et m'accomplir ; même si mes données physiologiques ne se trouvent pas exactement dans la norme de ladite « bonne santé ». Je construis ainsi une nouvelle norme de ma santé, en mettant en place dans mon quotidien des actions qui me permettent de me maintenir en vie. D'ailleurs, comme l'a défini le philosophe Canguilhem, auteur des réflexions sur le *Normal et le Pathologique* (1966), vivre avec une maladie chronique revient à adopter une « autre allure de vie[41] » favorable à sa santé. Effectivement, pour cohabiter avec sa maladie et mieux la vivre, le malade chronique doit intégrer de nouvelles habitudes de vie, s'observer, savoir s'adapter par rapport à son état du moment et être constamment dans l'anticipation. Ces gestes spécifiques (autosoin, suivi médical, self, *care*...) qu'il effectue lui permettent également de retrouver sa capacité d'agir, malgré les contraintes des traitements, les douleurs, les handicaps ou la fatigue qui accompagnent la pathologie[42]. C'est pourquoi toutes les actions qui pouvaient lui sembler anormales auparavant deviennent sa *nouvelle normalité*. En effet, une fois qu'il a

---

[40] Entre santé et maladie : différence de degrés ou différence de nature ? Le Pr Éric DELASSUS nous éclaire (Partie 3/4) – ManagerSante.com®
[41] CANGUILHEM (G.), *Le Normal et le Pathologique*, Paris, Presses universitaires de France, 1966.
[42] https://www.april.fr/complementaire-sante/guide/maladie-chronique-bonne-sante

trouvé son état d'équilibre, il devient alors dans sa propre norme un malade bien portant, avec sa « bonne santé » ; c'est-à-dire un état dans lequel il peut se réaliser. Par conséquent, être un malade chronique, c'est vivre une vie hors norme.

Un statut parfois difficile à porter

Le statut de malade chronique est souvent difficile à porter. J'ai l'impression de devoir sans cesse me justifier de l'invisibilité de ma maladie. Quand bien même les symptômes ne se voient pas, ils sont bien là. Comme cela a été défini, dans la chronicité, rien n'est figé ni prévisible. Cette imprévisibilité, les limitations, les incapacités temporaires ou non qu'elle engendre, peuvent avoir des répercussions sociales et professionnelles. Par exemple, d'un point de vue professionnel, les adaptations d'horaires et absences répétées ne sont pas forcément comprises par les collègues de travail. Il en est de même pour quelques proches, lorsque je décline certaines invitations, car mon état du moment ne me le permet pas. Et parallèlement, je dois pallier les aléas de la maladie. Ce qui est loin d'être évident, parce que la chronicité ne fonctionne pas de manière linéaire, contrairement aux maladies aiguës. Elle se manifeste par l'alternance de périodes critiques et de périodes de stabilité, surtout par l'imprévisibilité de son évolution et du sens de cette évolution[43].

Chaque jour est un nouveau défi que j'affronte avec le kit du jour, c'est-à-dire avec mon degré de fatigue, de douleur, et l'état émotionnel dans lequel je me trouve. Avec le temps, on s'habitue à ces changements, et surtout on s'adapte. D'ailleurs

---

[43] Waser, A., Lhuilier, D., Huyez-Levrat, G., Brugeilles, F. & Lénel, P. (2014). Maladies chroniques, handicap et gestion des situations de travail. *Sciences sociales et santé*, 32, 79-106. https://doi.org/10.3917/sss.324.0079

certaines de mes douleurs se sont transformées en bruit de fond. Ce qui peut être gênant, mais ne m'empêche pas d'avancer. Chaque poussée est également unique. C'est un nouveau départ, je dois réapprendre à m'adapter selon mes capacités du moment. Le tout, c'est de ne pas aller au-delà de ses limites. Il faut éviter *« le crash »* et avancer progressivement. On ne sait jamais de quelle manière surgira la prochaine crise, d'où l'autosurveillance de manière continue. Néanmoins, quand je me sens bien et que la maladie est sous contrôle, il m'arrive quelquefois de l'oublier et d'être moins vigilante, moins à l'écoute de mon corps, de ses sensations. Les alertes sont pourtant bien là, il s'agit d'être attentive quant à une possibilité de nouvelle crise.

Finalement, j'ignore ce qui est le plus dur à supporter : le poids de ma maladie ou mon statut de malade chronique. Les deux ont des impacts très différents. La maladie altère mon corps, je suis en perpétuelle négociation avec elle pour garder la santé. Par contre, mon statut me donne parfois l'impression d'être incomprise, et me remet systématiquement face à ma maladie quand ma vulnérabilité se réveille. C'est un éternel recommencement. Cependant, ce que j'ai appris des cycles précédents m'aide à avancer plus rapidement et à accepter plus facilement la dernière « crise surprise ». Je reprends plus facilement le cours de ma vie. J'ai compris aujourd'hui que la chronicité est une suite d'aller et retour entre la maladie et la bonne santé. Je me construis chaque jour, en m'adaptant à mes capacités du moment. Le combat le plus dur est de l'accepter et de m'accepter telle que je suis.

ACTE XII
L'opéra lupique

Le chemin pour se retrouver est long, même si tous les jours on est avec soi.

Le déclencheur

L'opéra lupique est né le jour où j'ai appris mon infertilité. Tout a commencé par un dysfonctionnement de mon cycle menstruel. En effet, durant des années, j'ai eu des règles irrégulières, et mon suivi gynécologique l'était aussi. Ce n'était pas forcément volontaire, mais ce n'était pas ma priorité à ce moment-là. La maladie s'étant soudainement présentée à moi, je me suis au début essentiellement consacrée à son apprentissage. J'ai dû apprendre à gérer mes changements physiques, à aller à l'école le plus normalement possible, à apprendre à connaître mon nouveau colocataire. Puis le temps passant, j'ai essayé de combattre ses attaques incessantes, d'autant plus que les premières années de mon lupus ont été assez actives. J'étais un enfant. Je voulais également profiter autant que possible de la vie. C'est pourquoi je ne m'en suis pas tout de suite inquiétée. Au départ, malgré un traitement lourd en cortisone, ma puberté s'est relativement bien passée. J'étais parfaitement réglée, mon cycle menstruel était tout à fait normal.

Mes soucis ont commencé à mes seize ans, mes menstruations sont devenues intermittentes. J'avais en moyenne 6 à 8 cycles d'ovulation par an au lieu des 12 cycles requis. Cela a duré jusqu'à la trentaine. C'est à ce moment-là que je me suis questionnée et que j'ai envisagé de voir un médecin. Je voulais savoir si je pouvais avoir des enfants. Mais je ne l'ai pas fait, et j'ai encore remis cette question à plus tard. Ainsi, le temps passant, les cycles se sont de plus en plus espacés. Je passais de 4 à 2 cycles par an. Un jour, je n'ai plus eu de cycles. Néanmoins, avant d'arriver à cette disparition, je ne suis pas restée totalement inactive face à cette incompréhension. Pendant mon adolescence, j'ai plus ou moins eu un suivi gynécologique. À l'âge adulte, mon suivi et les consultations que j'ai pu faire ne me donnaient pas réellement de réponses. Anatomiquement, tout était en place et mes bilans hormonaux ne présentaient pas de défaillance. Mes investigations n'allèrent pas plus loin, et je remettais une fois de plus cette question à plus tard. Cette question qui me trotte pourtant dans la tête depuis mon adolescence : est-ce qu'un jour, je pourrais avoir un bébé ? je l'ai toujours repoussée, je n'étais pas prête à entendre la réponse que je m'imaginais.

Puis ce jour est arrivé, c'était en 2017. J'ai tout simplement posé la question à mon médecin, pour consulter et comprendre ce dérèglement de mon cycle, j'avais 40 ans. Il m'a adressé vers des spécialistes de la reproduction, avec une lettre retraçant mon historique médical (le lupus, les différents traitements que j'ai pu avoir et à quel moment je les avais eus). Avec maman, nous avons pris un rendez-vous et sommes parties ensemble voir le médecin. Je suis sortie toute bouleversée de cette consultation. J'ai appris et compris que je n'aurais jamais d'enfants. En même temps, je m'en doutais un peu, mais je ne m'attendais pas à la réponse que l'on m'a donnée. Les spécialistes de la procréation venaient de m'apprendre que j'étais en ménopause précoce. Cela n'a pas été le plus dur à encaisser. Au cours de cette consultation, j'ai eu l'impression d'avoir été jugée parce que je n'avais pas fait les choses comme il fallait. Il s'avère que lors de mes différentes poussées, j'étais traitée avec différents immunosuppresseurs, et l'un d'entre eux pouvait entraîner une toxicité pour les cellules sexuelles ; c'est-à-dire l'arrêt des règles chez la femme, et une diminution de la fertilité chez l'homme. Ayant été traitée avec durant l'adolescence et aussi à l'âge adulte, cela explique la disparition progressive de mes règles. D'autant que je m'en souvienne, j'ai suivi trois cures de ce médicament. Ce sont ces trois cures, qui m'ont rendue infertile. Cependant, durant ma consultation, je me suis retrouvée sur le *banc des accusés*. J'ai reçu plus de remarques que d'explications. Le médecin m'avait fait remarquer que j'aurais dû faire un prélèvement d'ovules avant de commencer la cure. Cette remarque a généré en moi un sentiment de culpabilité. J'étais coupable d'être malade, de n'avoir pas pris les précautions nécessaires, alors que je ne savais même pas que ce médicament que j'ai pris trois fois dans ma vie pouvait me rendre stérile.

Ensuite, l'autre souci était dû à mon état civil et à mon âge. J'étais une femme célibataire de 40 ans sans ovules. Par conséquent, faire un enfant aurait nécessité un double don de gamètes. De plus, en 2017, la loi sur la procréation médicalement assistée (PMA[44]) n'existait pas. Cette loi qui permet à toutes les femmes (hétérosexuelles, célibataires ou homosexuelles) de bénéficier d'une assistance médicale à la procréation (AMP), ou d'une conservation de leurs gamètes sans motif médical sous certaines conditions d'âge, n'a été promulguée que le 2 août 2021 et publiée au Journal officiel du 3 août 2021, soit cinq ans après que j'ai pris connaissance de mon état. Je n'avais pas eu de chance. À quelques années près, mon histoire aurait peut-être pu s'écrire d'une autre

[44] https://www.service-public.fr/particuliers/vosdroits/F31462

façon. En sortant de cette consultation, j'étais anéantie : infertile suite à un traitement qui m'a permis de rester en vie. J'étais condamnée par mon mode de vie (femme célibataire) et mon âge : cela était trop pour moi. J'étais furieuse de la manière dont on m'avait traitée, bien que ce qu'on m'avait dit était en effet logique et vrai. Néanmoins, j'ai trouvé que les médecins ont été plus préoccupés par le traitement que j'avais reçu et mon statut, alors que le vrai problème était en dehors de cela.

D'une part, j'avais surtout subi sans le savoir les effets indésirables de cette molécule et d'autre part, dans le chronique, les poussées et leurs traitements ne s'anticipent pas. Quand la poussée arrive, c'est l'urgence qui prime. Par contre, durant mes phases de rémission, la possibilité de faire un prélèvement d'ovule aurait pu être discutée, afin de voir si c'était réalisable en fonction de ma santé. Mais en même temps, lors de mes suivis gynécologiques, personne n'avait fait mention de cet effet secondaire. Cette consultation m'a déprimée pendant des mois, si bien que lorsque j'ai revu mon médecin, j'étais tellement mal qu'il m'a proposé d'avoir un second avis. J'ai ainsi eu une consultation avec un autre spécialiste. Concernant mon infertilité, les résultats étaient les mêmes. Mais en plus de ma ménopause précoce, mes ovules n'étaient pas matures ; de ce fait non fonctionnelles, donc finalement inexploitables. En revanche, par rapport à ma première consultation, ce médecin avait pris le temps de lire mon dossier médical et de m'expliquer le tout avec bienveillance, sans me culpabiliser. *Il avait juste été humain et m'avait traitée comme une patiente atteinte d'une maladie chronique*. Je pense que c'est ce qui m'avait manqué dans ma première consultation. Je n'avais été considérée que comme un *corps malade* qui semblait être responsable de sa maladie et de ses actes. C'était mon ressenti. À la suite de la convergence de ces deux avis et après avoir bien pleuré, je me suis fait une raison : ce qui était fait est fait.

Néanmoins, l'annonce de mon infertilité était un véritable échec pour moi. Le lupus avait affecté encore une fois ma féminité. Il avait commencé par me prendre les cheveux, et maintenant, c'était ma capacité de donner la vie. Je ne comprenais pas comment j'avais pu en arriver là. Certes, j'avais eu des atteintes très graves, qui devaient être rapidement prises en charge : c'était le rôle de l'Endoxan. Ce médicament traite les épisodes aigus qui peuvent compromettre le pronostic vital. Il est prescrit dans les formes de lupus qui présentent des atteintes rénales ou neurologiques. Il minimise les risques de poussées et contrôle les symptômes. Par contre, il peut potentiellement impacter sur la fertilité. Alors pourquoi, suite à ce traitement, on ne m'a pas systématiquement proposé un suivi gynécologique ? Après m'être trituré l'esprit, et avoir fait des recherches sur Internet, j'ai compris que la médecine d'il y a trente ans n'était pas exactement la même que celle de maintenant, en termes de prise en charge du patient. En outre, on ne connaissait pas forcément tous les effets indésirables d'un médicament, notamment sur du très long terme. J'avais été traitée par Endoxan de 1987 à 2005. Ces effets étaient-ils connus ? Aujourd'hui oui, mais depuis quand ? J'avais encore une fois l'impression d'avoir manqué le coche.

D'ailleurs, j'ai appris un peu plus tard qu'en 2019, une femme atteinte de ménopause précoce a pu bénéficier d'une PMA classique, grâce à une technique de maturation en laboratoire de ses derniers ovules. C'est une première mondiale pour un tel cas[45]. Paradoxalement, la lecture de cet article m'a donné un pincement au cœur, et m'a aussi réconfortée. Au final, la science avance. Quand mon cas s'est

[45] https://www.lemonde.fr/societe/article/2019/06/05/une-femme-precocement-menopausee-donne-naissance-a-des-jumeaux-grace-a-une-methode-de-la-derniere-chance_5471729_3224.html

présenté, je n'étais malheureusement pas dans la bonne fenêtre temporelle.

Le temps de l'acceptation

Après avoir fait mon deuil, c'est-à-dire accepté le fait que je ne pourrais pas avoir d'enfants, j'ai cherché comment je pouvais utiliser mon expérience pour aider d'autres personnes qui vivaient peut-être la même chose que moi, notamment par rapport aux répercussions de la maladie sur la vie quotidienne. Cette annonce avait été d'une telle violence que je ne le souhaite à personne : se faire accuser d'une mauvaise gestion de sa maladie, alors qu'à la base vous n'avez rien demandé à personne. C'est la maladie qui vous choisit et pas le contraire. La médecine avance. N'oublions pas qu'au début du XXe siècle, le lupus était encore mortel. Aujourd'hui, on peut vivre toute une vie avec. Il y a certaines contraintes, mais on est en vie.

Cette histoire a continué à résonner en moi, et j'ai commencé à réfléchir à différents projets.

Cette réflexion dura quelques années, je m'interrogeais davantage. Par exemple, je ne comprenais pas pourquoi, on ne proposait pas systématiquement aux personnes en âge de procréer et atteintes d'une pathologie chronique une congélation de gamètes, d'autant plus qu'on ne connaît pas forcément tous les effets que peut avoir un traitement sur la fertilité, ou les effets de plusieurs années de traitement. Cela laisserait au moins le choix à toute personne de pouvoir avoir un enfant s'il le souhaite un jour, et de ne pas se retrouver dans une impasse. J'ai alors commencé à rechercher des informations sur Internet, sur tout ce qui tournait autour des malades chroniques. C'est ainsi qu'est né *l'opéra lupique*.

À travers mes expériences de vie, mes expériences médicales, en parcourant les forums de personnes atteintes de maladie chronique et en échangeant avec certains patients, je me suis rendu compte qu'on avait plus ou moins les mêmes questionnements, les mêmes angoisses. On se retrouvait parfois face à l'incompréhension de notre entourage. Un des ressentis qui m'a fait fortement écho, c'est ce que renvoie la chronicité. Elle donne l'impression d'être parfois imperceptible par l'autre, qu'il soit soignant ou pas.

L'opéra lupique, c'est la maladie chronique vue par une patiente qui y a été confrontée depuis l'enfance. La perspective *patient* est un facteur qui n'est pas forcément pris en compte par certains médecins. Ils vont soigner la douleur, le mal du moment, sans tenir réellement compte du passif. Qu'en est-il du patient dans tout cela ? Car en définitive, c'est lui qui vit la maladie. Vivre dans la chronicité ne s'arrête pas à la dimension physique du corps. Cela n'a pas la même temporalité que la maladie aiguë, ça va au-delà. C'est ce que j'ai souhaité mettre en lumière ici à travers mon *épopée de vie*. D'une certaine manière, traiter ma maladie chronique, revient à prendre en charge plusieurs maladies qui s'expriment à différents moments sur du très long terme. En d'autres termes, mon passif influe constamment sur mon présent, et potentiellement sur mon futur. C'est ce que mon médecin devrait gérer, quand il me soigne.

De même, la *relation thérapeutique* et la prise en compte de la perspective *patient* dans la relation de soin sont également importantes. La plupart du temps, ce partenariat m'a permis de bénéficier d'une prise en charge rapide et efficace, parce que le médecin allait au-delà de ses connaissances pour m'accompagner. Il m'accompagnait MOI, et pas uniquement mon corps malade. D'ailleurs, le patient d'aujourd'hui est devenu un maillon essentiel de sa prise en charge. Il est dépositaire d'un savoir expérientiel dans la compréhension du fonctionnement de son corps que ne possède pas nécessairement le sachant. C'est un savoir-être dont les mots peuvent amener une meilleure compréhension de certains de ses maux, et donc une personnalisation des soins, en prescrivant un traitement qui sera adapté, tout en favorisant également son implication dans son parcours de soins. Car je ne suis pas l'autre, même si l'on a la même maladie. Je développe la mienne à ma manière. Ainsi, à travers mon histoire, mon regard de patiente, j'ai souhaité rendre *visible l'invisible*, et permettre la découverte d'un univers qui est souvent difficile à percevoir pour l'autre, par sa temporalité et son fonctionnement.

De l'expérience à l'expertise

Quand j'ai commencé à écrire l'*Opéra lupique*, j'étais dans une phase de transition par rapport à la relation *médecin/patient*. Je me situais dans le modèle paternaliste. En même temps, j'étais proactive vis-à-vis de ma maladie. Je n'attendais plus forcément que le médecin me recommande tel ou tel médecin. Par exemple, j'avais décidé de mon propre chef de reprendre un suivi psychologique. Non pas que j'allais mal, mais je n'allais pas bien non plus. J'anticipais pour mieux prévenir l'imprévisible. Je commençais à prendre soin de moi, à devenir actrice de ma santé. Ainsi, je devenais une adulte « Adulte », par rapport à ma relation avec la maladie. Puis, parallèlement à l'écriture de mon histoire, de mon vécu, de ma praxis, je réfléchissais concrètement sur ce que je pouvais apporter. Finalement, mon expérience sur les traitements au long cours m'avait appris deux choses :

1- À très long terme, connaît-on vraiment tous les effets indésirables d'un traitement ?

2- Il y a un temps pour tout. Et ce temps ne correspond pas forcément au temps du traitement ni de la maladie, mais à l'état dans lequel se trouve le patient.

Mes nombreux échanges à mes dépens avec le corps médical m'ont également fait apparaître qu'il y avait parfois des soucis de communication, quand j'échangeais avec des médecins qui n'étaient pas mes référents. C'est comme si l'on ne parlait pas le même langage, ou qu'ils s'arrêtaient à ce qu'ils voyaient, ou devrais-je dire à ce qu'ils ne voyaient pas (symptômes invisibles). Dans ces cas-là, j'avais l'impression qu'ils ne prenaient pas en compte mon *savoir-être*, c'est-à-dire l'expérience que j'avais acquise sur « ma chronicité » durant toutes ces années. Je n'étais pas la seule dans ce cas. J'avais des ami(e)s qui se plaignaient de la non-écoute de leur médecin dans le processus du suivi de leur maladie. Je retrouvais aussi ce genre de remarques dans des forums de discussions de personnes atteintes de maladie chronique. Cette communication est vraiment le nerf de la guerre dans ce type de pathologie. En effet, une bonne communication patient/soignant permet d'agir vite et d'obtenir une meilleure adhésion du patient dans son parcours de soins. Aujourd'hui, on est de moins en moins dans le modèle paternaliste où il y a un seul sachant, et plutôt dans une nouvelle relation entre soignant et soigné. C'est un partenariat qui constitue une véritable *alliance thérapeutique*, facilitant le lien de confiance entre deux experts : un expert médical et un autre dans la compréhension de son corps. J'ai donc rangé ces idées dans un de mes nombreux tiroirs cérébraux. Je ne voyais toujours pas comment les mettre en œuvre, et j'ai continué ma vie. Puis le jour où j'ai entendu parler d'atelier thérapeutique, j'ai eu ma révélation. Je venais de découvrir la notion de « patient expert ».

Le patient expert est avant tout un expert de lui-même, actif dans son parcours de soins, c'est-à-dire dans la prise en charge de sa propre santé. Il a aussi réussi à prendre un certain recul sur sa maladie. Il a ainsi développé au fil du temps des connaissances dites expérientielles. Grâce à son expertise et à son expérience de la maladie, il apporte un autre regard sur la pathologie, les traitements, les symptômes, et sur les différents aspects de la vie en général. Le patient expert ne remplace en aucun cas les soignants. Il apporte aux autres (patients...) ses connaissances expérientielles, autrement dit tout ce qui concerne l'aspect social, la qualité de vie, et qui peut aider à mieux vivre sa maladie au quotidien. Il est également un atout pour les soignants. Il est à même de co-construire et co-animer des programmes d'éducation thérapeutique, de participer à la formation des soignants en partageant avec eux la vision des choses depuis la perspective *patient*. Par ses connaissances profanes, le patient expert est devenu aujourd'hui le partenaire d'une nouvelle médecine. Il participe entre autres à l'amélioration des soins. Il peut ainsi être pair aidant, patient intervenant, patient témoin, patient ressources...

De patiente à patiente experte

L'expertise patient, ce mot a résonné en moi. Par mes expériences, je souhaitais intervenir sur des compétences dites transversales ; celles qui ne sont pas forcément spécifiques d'une maladie, et sur lesquelles on peut développer son « empowerment[46] » pour agir sur sa santé. C'est notamment le cas de l'activité physique adaptée, de la gestion de la fatigue, du stress. Ce sont des activités qui ont un impact sur le bien-être, et notamment sur la manière de gérer les répercussions de la maladie au quotidien. Par exemple, la pratique régulière d'une activité physique adaptée m'a permis d'établir un nouveau rapport entre moi et ma maladie, par le fait que les deux ne sont pas incompatibles, que la maladie n'est pas limitante et qu'une évolution est possible. Au-delà de cela, cette pratique me procure du bien-être et de la satisfaction. C'est ce que je voulais faire, motiver et accompagner mes pairs. Je me suis donc formée afin d'approfondir mes

[46] L'*empowerment* du patient ou capacité d'autonomisation correspond au pouvoir d'agir sur soi. C'est le processus par lequel le patient augmente sa capacité et ses ressources pour identifier et satisfaire ses besoins, résoudre ses problèmes en reprenant le contrôle de sa propre vie.

compétences. J'ai souhaité ainsi pouvoir co-construire des programmes d'ETP[47] ou y intervenir ; mais également partager mon expérience de la maladie. Dans ce sens, je me suis donc inscrite à l'Université des patients — Sorbonne Université, pour devenir une patiente experte, spécialiste de l'expérience patient dans la chronicité.

Mais ceci, est une autre histoire...

[47] ETP : Éducation thérapeutique du patient.

ACTE XIII

La dernière note

Chaque jour est un nouveau défi que je mène
avec ma santé du jour.
Chaque pas que je fais est un pas qui me renforce.

Quand l'anormal devient une normalité

Ma rencontre avec le lupus m'a fait basculer dans un monde que je ne connaissais pas. C'est celui de la maladie, de la douleur, de la fatigue, de l'anxiété, et de l'incertitude. Depuis que nous nous sommes croisés, il ne me quitte plus. Il m'accompagne dans mon parcours de vie, en s'exprimant différemment en fonction des jours et parfois des heures. Avec une maladie chronique, tout peut rapidement basculer. Il peut y avoir des jours sans *Douleurs et Fatigue*, et d'autres où c'est *Fatigue* qui est de garde. *Anxiété* intervient surtout quand *Douleur* et *Fatigue* persistent dans le temps. Quant à *Incertitude*, elle est omniprésente. Avec le temps, *Résilience* apaise *Incertitude* et parfois *Anxiété*. Ce qui me permet d'aller de l'avant, même si la plupart du temps, la fatigue et les douleurs ne disparaissent pas, mais restent en bruit de fond avec une incertitude en alerte. De façon générale, il n'y a pas de règles. Toutes les combinaisons sont possibles. Mais quoi qu'il en soit, j'ai dû apprendre à vivre avec toutes ces sensations et jongler avec mes douleurs, ma fatigue et mes incertitudes. Je n'ai que très peu de répit, le lupus a de multiples visages et il ne revient jamais avec le même. Il peut s'aggraver, ou disparaître un certain temps, revenir partiellement, seul ou accompagné d'autres maladies. C'est le roi de l'innovation.

C'est pourquoi je ne sais jamais ce qu'il me réserve. Mais quand il vient, ce n'est pas sans conséquences. Ainsi, afin de pallier ces différentes vagues d'attaques, je suis continuellement en phase de reconstruction ou d'adaptation. Ces années de cohabitation m'ont ainsi permis de comprendre que la santé chronique est un équilibre précaire qui nécessite des compétences d'adaptation et d'autosoin pour se maintenir en vie, mais également de comprendre la dynamique de ma pathologie et de m'organiser en conséquence. Par ces actions, j'ai pu récupérer ma santé en trouvant à chaque fois mon nouvel état d'équilibre après chaque attaque. J'essaie de m'épanouir, malgré cette épée de Damoclès qui m'accompagne depuis mes dix ans. Ainsi, même lorsqu'on est atteint d'une maladie chronique, en adaptant son quotidien à sa « santé du moment », il est possible de se sentir bien et de se réaliser, en dépit de la maladie. En définitive, vivre avec la maladie chronique, c'est apprendre à vivre avec ses vulnérabilités.

Vivre avec une autre temporalité, en jouant une nouvelle partition

J'ai mis du temps à accepter ou du moins à tolérer ma maladie. Face à elle, je me suis souvent sentie impuissante, voire maudite. J'avais et j'ai toujours le sentiment que les épreuves ne m'épargnent pas. À chaque fois que je vais mieux, « Il » revient avec beaucoup plus de violence. Maintes fois j'ai eu envie de crier, de laisser exploser ma colère. Mais cela restait une révolte impuissante. J'aurais tant voulu être une *malade standard*, qui a des symptômes standards, comme une petite appendicite à retirer par exemple. Bon, avec la chance que j'ai, à tous les coups j'aurais fait une complication derrière. Je l'ai bien compris au fil de mes maladies, je ne suis pas une malade classique, c'est ainsi... Les effets secondaires et les cas rares, c'est pour moi ! Et ça ne s'arrête jamais. J'ai apparemment toujours une maladie surprise en réserve.

Pendant des années, j'ai essayé de maîtriser mes maladies, de tout contrôler. Mais dans les faits, ce n'est pas possible, car il demeure toujours une part d'incertitude. La maladie chronique est difficile à vivre au quotidien. Elle m'empêche parfois de me projeter et d'entrevoir un avenir positif, étant toujours dans un éternel recommencement. Être dans la *chronicité*, c'est devoir se réadapter continuellement à la société avec ses capacités du moment, et lutter contre l'incompréhension des autres, parce qu'elle est souvent perçue comme une maladie imaginaire du fait de son invisibilité.

En dépit de ces aspects négatifs, côtoyer la maladie m'a donné une autre vision de la vie. Finalement, elle a été quelque chose de *positif*, malgré les coups durs que j'ai pu avoir. Derrière chacun d'eux, j'ai eu de nombreuses victoires qui m'ont permis d'avancer dans la vie. D'ailleurs, ma plus grande victoire est que je suis toujours là, vivante, avec un parcours médical parfois chaotique, qui a sans doute bien des fois engagé mon pronostic vital. Mes victoires et mes désillusions m'ont rendue plus forte. Elles m'ont également appris à prendre du recul sur ma situation, à surtout relativiser les choses, notamment l'ensemble des éléments qui s'offrent à moi. En définitive, la maladie ne m'a pas empêchée de vivre. Elle m'a fait entrer dans une autre temporalité, celle où *jadis* et *aujourd'hui* se rencontrent, celle où *l'avant* et *l'après* se croisent ; celle où le *savoir* et la *foi* m'accompagnent au quotidien. C'est ce que j'ai appris avec cette maladie.

Monsieur Lupus, aussi fluctuant et imprévisible qu'il soit, m'a permis au fil du temps d'acquérir un *savoir-être*, un *savoir-faire*, et peut-être aussi un *faire savoir*. Avoir une maladie chronique, c'est être constamment en apprentissage, que ce soit par la temporalité de sa maladie, son instabilité, ses contraintes... Il s'agit de trouver à chaque fois des ajustements, des adaptations, de rechercher un point d'équilibre qui fait sens. C'est pourquoi je suis et reste une *apprenante,* quelles que soient mes années de cohabitation avec la maladie.

Au terme de cette chronique, je ne peux rien prévoir de l'avenir. Comment le savoir ? Comment savoir, en effet, ce que seront les évolutions possibles d'une maladie chronique ? Comment savoir si l'invisible sera visible ; si ce qui ne se voit pas pourrait être vu ? En tout cas, ce que je sais, c'est que si je suis rentrée dans l'histoire de Mr Lupus, ce dernier est aussi entré dans la mienne. Et, vivre avec une maladie chronique, c'est vivre dans l'incertitude du moment présent. On ne guérit certes pas encore de la maladie chronique, mais il s'agit de trouver néanmoins un état de santé dans lequel on peut se réaliser.

Vivre avec une maladie chronique, c'est en même temps *apprendre*, *comprendre*, *traduire* et *communiquer*. C'est un jeu de patience, de courage et d'espérance. *L'opéra lupique*, c'est une part de moi-même que je partage avec vous, en me re-construisant. Ce vécu, c'est le reflet, plus ou moins *coloré* d'une expérience humaine qui est en même temps un chemin de vie : celui de l'enfant, de l'adolescente d'hier ; et aussi de l'adulte d'aujourd'hui et de demain.

Postface

Olivier Lambotte

[Professeur d'université et praticien hospitalier, spécialiste en médecine interne, chercheur au centre d'immunologie des maladies virales, auto-immunes, hématologiques et bactériennes (ImVA-HB – Université Paris-Saclay, CEA, Inserm) et directeur de la Graduate School Life, Sciences and Health de l'université Paris-Saclay.]

Madame Gladys MBEMBA m'a demandé d'écrire la postface de son ouvrage *L'Opéra lupique : Chronique d'une maladie sans fin.*

J'avoue, en tant que médecin, mais aussi en tant que patient, avoir été pris par cette biographie et cette réflexion sur la maladie et le soin. Cet ouvrage est très intéressant à la fois pour les personnes atteintes d'une maladie chronique et pour les personnels soignants.

Des mots forts résonnent dans son texte et pourraient, pour chacun d'entre eux, conduire à des discussions profondes entre les soignants et les soignés. La violence de l'irruption de la maladie dans la vie d'une enfant, couplée au choc de la réanimation, s'associe de manière logique à un sentiment de révolte et à de nombreuses questions et incertitudes. Cela souligne l'importance pour les soignants d'écouter, de rassurer et de donner toutes les informations possibles dès le début d'une prise en charge.

Petit à petit la maladie s'installe et Mme MBEMBA va apprendre à vivre avec. Vulnérabilité et sentiment de solitude face à une maladie imprévisible, avec pourtant une famille extraordinaire autour d'elle ; difficultés à supporter le regard des autres pour une jeune femme touchée par une maladie qui a un impact sur son apparence physique, avec le concept de handicap qui s'installe progressivement.

Au départ, sa volonté de contrôler sa maladie, en particulier avec son traitement, aide Gladys. Mais malgré une forte discipline, la maladie se réveille régulièrement avec des modalités à chaque fois différentes qui la prennent par surprise. La fatigue quotidienne rappelle que la maladie est présente, même si certains signes sont devenus invisibles. Vivre au jour le jour, fatiguée, avec une maladie chronique et l'anxiété du lendemain, est le quotidien de très nombreux patients et patientes.

La découverte des associations de patients, une discussion franche et vraie avec l'équipe soignante et ses médecins référents, l'appui de l'environnement familial et amical, deviennent des éléments majeurs pour l'aider à continuer d'avancer. Son expérience souligne l'importance de ces différents soutiens. L'environnement familial et amical soutenant est essentiel pour être moins seul. L'écoute de l'équipe médicale est majeure. Cela implique pour nous médecins d'accepter d'être bousculés dans nos convictions, d'accepter de déléguer la gestion du traitement, voire des aspects du parcours de soins, au patient. Cela peut conduire, pour certains soignants, à une impression que le patient décide à notre place, et donc à une frustration. La vision paternaliste du médecin-malade avec un seul « sachant » doit laisser la place à une relation équilibrée du soignant-soigné où les deux « savent » même si bien sûr les savoirs sont différents, mais complémentaires.

Son texte souligne profondément l'importance du partenariat soignants-soignés, la coopération entre ces deux acteurs impliqués dans la maladie. La notion de temps est abordée. C'est un élément essentiel, car il y a des temps différents sur le parcours d'une maladie, comme il y a des temps différents dans un Opéra.

La notion d'état d'équilibre, essentielle à obtenir et qu'elle décrit, montre clairement la vulnérabilité des patients atteints de maladies chroniques. L'incertitude est dans ce contexte, et plus généralement en médecine, probablement la pire des choses à vivre, car source majeure d'anxiété, ce qui rend compliqué le vécu quotidien. Le patient atteint de maladie chronique est dans un état fragile qu'il doit consolider tous les jours. Cela implique en effet comme Gladys le dit d'intégrer plusieurs concepts : comprendre, apprendre, entreprendre et finir par être résilient.

Je tiens à remercier Mme Gladys MBEMBA, et à la féliciter pour cet ouvrage qui pourrait être confié à de nombreux patients et patientes. Je partage totalement son message clef, que nous devons continuer de transmettre régulièrement pour nos patients et patientes atteints de maladies chroniques, et même de manière générale quelle que soit la pathologie du patient : NEVER GIVE UP.

Table des matières

Structures éditoriales du groupe L'Harmattan

L'Harmattan Italie
Via degli Artisti, 15
10124 Torino
harmattan.italia@gmail.com

L'Harmattan Hongrie
Kossuth l. u. 14-16.
1053 Budapest
harmattan@harmattan.hu

L'Harmattan Sénégal
10 VDN SICAP AMITIE 3
BP 45034 Dakar-Fann
direction@senharmattan.com

L'Harmattan Cameroun
Tsinga/Derrière polyclinique FECAFOOT
BP 11486 Yaoundé
Jacques.koukam@harmattan.fr

L'Harmattan Burkina Faso
Villa 281, secteur 23 623, rue 14.32
Ouagadougou
zagbie@outlook.fr

L'Harmattan Guinée
Almamya, rue KA 028 OKB Agency
BP 3470 Conakry
harmattanguinee@yahoo.fr

L'Harmattan RDC
185, avenue Nyangwe
Commune de Lingwala – Kinshasa
matangilamusadila@yahoo.fr

L'Harmattan Congo
219, avenue Nelson Mandela
BP 2874 Brazzaville
deunovmikhael@gmail.com

L'Harmattan Mali
Immeuble Mgr Jean Marie Cissé
Aci Hamadallaye
BP 145 Bamako
syllaka@yahoo.fr

L'Harmattan Togo
Djidjole – Maison Amela
face EPP BATOME
02 BP 20680 Lomé
didieramela11@gmail.com

L'Harmattan Côte d'Ivoire
Résidence Karl – Cité des Arts
Abidjan-Cocody
03 BP 1588 Abidjan
harmattan.ivoire@gmail.com

L'Harmattan Bénin
Rue 604, (Immeuble à l'entrée
de la rue UCAO- Cite de Saint-Jean)
Cotonou
stepcorpus@gmail.com

Nos librairies en France

Librairie internationale
16, rue des Écoles
75005 Paris
librairie.internationale@harmattan.fr
01 40 46 79 11
www.librairieharmattan.com

Librairie des savoirs
21, rue des Écoles
75005 Paris
librairie.sh@harmattan.fr
01 46 34 13 71
www.librairieharmattansh.com

www.ingramcontent.com/pod-product-compliance
Lightning Source LLC
LaVergne TN
LVHW010939061026
849535LV00007B/2482
* 9 7 8 2 3 3 6 5 0 4 7 8 0 *